L'ANALYSE DES URINES

ET DES

CALCULS URINAIRES

Procédés élémentaires de dosage des éléments normaux et anormaux de l'urine,
Tableaux usuels d'analyse. Recherche des substances
médicamenteuses éliminées par l'urine,
Tableaux dichotomiques pour l'analyse des calculs urinaires, etc., etc.

PAR

Le Dr Henry MARAIS

AVEC FIGURES DANS LE TEXTE,
1 TABLEAU DE COURBES, ET 1 PLANCHE LITHOGRAPHIÉE

PARIS

F. SAVY, LIBRAIRE-ÉDITEUR
24, RUE HAUTEFEUILLE, 24.

1873

GUIDE PRATIQUE

A L'USAGE DES MÉDECINS

POUR

L'ANALYSE DES URINES

ET DES

CALCULS URINAIRES

DE L'URINE

ET DES SÉDIMENTS URINAIRES

PROPRIÉTÉS ET CARACTÈRES

CHIMIQUES ET MICROSCOPIQUES

DES ÉLÉMENTS NORMAUX ET ANORMAUX DE L'URINE

ANALYSE QUALITATIVE ET QUANTITATIVE DE CETTE SÉCRÉTION

Description et valeur séméiologique de ses altérations pathologiques, etc.

PAR

C. NEUBAUER ET J. VOGEL

PROFESSEUR DE CHIMIE ET DE PHARMACIE AU
LABORATOIRE DE WIESBADEN

DIRECTEUR ET PROFESSEUR DE MÉDECINE A
L'INSTITUT PATHOLOGIQUE DE HALLE

PRÉCÉDÉ D'UNE INTRODUCTION

Par R. FRESENIUS

Professeur de chimie à l'université de Wiesbaden

TRADUIT SUR LA CINQUIÈME ÉDITION ALLEMANDE

Par le Dr L. GAUTIER

1 vol. grand in-8, avec 31 gravures dans le texte et 4 planches coloriées

Prix : 10 francs

A. Parent, imprimeur de la Faculté de Médecine, rue Mr-le-Prince, 9.

GUIDE PRATIQUE

A L'USAGE DES MÉDECINS

POUR

L'ANALYSE DES URINES

ET DES

CALCULS URINAIRES

Procédés élémentaires de dosage des éléments normaux et anormaux de l'urine,
Tableaux usuels d'analyse. Recherche des substances
médicamenteuses éliminées par l'urine,
Tableaux dichotomiques pour l'analyse des calculs urinaires, etc., etc.,

PAR

Le Dr Henry MARAIS

AVEC FIGURES DANS LE TEXTE,
1 TABLEAU DE COURBES, ET 1 PLANCHE LITHOGRAPHIÉE

PARIS

F. SAVY, LIBRAIRE-ÉDITEUR

24, RUE HAUTEFEUILLE, 24.

1873

INTRODUCTION.

Le travail que nous présentons ne vise ni à l'érudition, ni
à l'originalité : son but est essentiellement pratique, et nous
l'avons entrepris dans la pensée de contribuer, autant qu'il
est en notre pouvoir, à vulgariser et à faire entrer dans
le domaine de la pratique usuelle les méthodes physiques
et chimiques d'investigation applicables à l'examen des urines.

Dans la pratique hospitalière, nos maîtres, outre leur
grande expérience, ont constamment à leur disposition des
aides, des instruments et des réactifs aussi variés qu'ils le désirent, et même, lorsqu'il s'agit d'analyses difficiles par leur
précision, le concours du pharmacien en chef de l'hôpital. Ils
peuvent donc employer sans difficulté sérieuse toutes les méthodes, lorsqu'elles leur paraissent susceptibles de conduire
au résultat cherché, et ils n'ont point à se préoccuper outre
mesure, de la complication plus ou moins grande de l'appareil
instrumental, ni du temps nécessaire à l'accomplissement des
diverses réactions chimiques. Mais, dans la pratique civile, il
n'en est plus de même : le temps et beaucoup d'autres conditions matérielles faisant défaut, le médecin n'a plus le choix
des méthodes : il lui faut des procédés simples et rapides, ou
bien, quel que soit son désir d'être utile à ses malades, il sera
forcé de s'abstenir.

Sans doute, on peut dire d'une manière générale qu'on perd
en précision ce que l'on gagne du côté du temps employé et de
la simplification instrumentale ; mais si la précision est toujours désirable, elle n'est nécessaire en pratique que dans des

limites assez restreintes pour que l'on soit autorisé à établir
une légitime distinction entre la science et la pratique. Pour
savoir d'une façon absolument exacte la quantité d'albumine
ou de sucre qui se trouve dans un litre d'urine, il faut des
opérations assez longues, ou tout au moins l'emploi d'instruments dispendieux et compliqués, tels que balances, saccharimètres, etc. Faut-il, parce qu'on ne peut recourir à l'usage
de ces appareils, parce que l'on ne peut savoir, à quelques
centigrammes près, la proportion des substances contenues
dans l'urine, s'abstenir d'une manière complète? Nous ne le
pensons pas. Ce qu'il importe au médecin praticien, c'est de
savoir d'abord si l'urine renferme des éléments qui ne doivent
point s'y rencontrer à l'état normal : une analyse qualitative,
toujours facile, même en l'entourant de toutes les précautions
nécessaires pour en assurer l'exactitude, l'éclairera sur ce point
et lui permettra de porter un diagnostic précis. Mais il lui importe aussi, pour juger de la gravité de la maladie, de savoir
si l'urine renferme peu ou beaucoup d'albumine ou de sucre,
puisqu'il trouvera dans cette évaluation les éléments de son
pronostic et la base d'une thérapeutique rationnelle. De plus,
pour apprécier l'efficacité du traitement, il lui faut rechercher
si la proportion de sucre ou d'albumine augmente, reste sta-
tionnaire ou diminue. Il ne lui est pas indispensable de connaître, à 1 centigramme près, la quantité absolue de tel ou
tel élément, mais il a besoin d'en surveiller les variations
journalières. Il y arrivera facilement en faisant usage de
méthodes faciles dans leur exécution, fidèles et constantes
dans leurs résultats, à la seule condition, de se placer toujours
dans les mêmes circonstances opératoires et de s'entourer
des mêmes précautions. C'est au chevet du malade que, le
plus souvent, il pourra interroger scientifiquement l'excrétion urinaire, en lui demandant compte de la nature et de
l'origine des déchets qu'elle entraîne au dehors. Il voudra savoir, parmi les rouages variés de la machine humaine, quelle
est la pièce qui s'use.

Mais si l'on veut que l'habitude d'examiner la composition de l'urine pénètre dans la pratique, il ne faut pas embarrasser et rebuter le praticien, en lui représentant la filtration des liquides, la dessiccation des précipités, les pesées, etc., comme des opérations usuelles et nécessaires. Il est bien entendu que ces manipulations, si faciles dans un laboratoire où l'on a tout sous la main, depuis le papier à filtrer jusqu'à la balance et l'étuve, ne peuvent entrer dans la pratique courante, et qu'elles doivent être réservées pour des cas exceptionnels. C'est à ce dernier titre que nous les avons quelquefois conseillées.

Ce n'est pas tout. A côté de ces opérations, dont la simplicité apparente inspire cependant une juste défiance au praticien, on trouve, dans les livres d'analyse urinaire, des méthodes données comme usuelles, et dont la complication le détourne à jamais des essais chimiques. Ainsi, tous les auteurs qui ont écrit sur l'analyse des urines, recommandent le procédé de Liebig pour le dosage de l'urée est-il un seul médecin qui ait eu assez de temps et de patience, nous ne dirons pas pour l'employer habituellement, mais pour l'essayer une seule fois? Evidemment non. Tel procédé, excellent pour le chimiste, est détestable pour le praticien.

Notre travail a donc consisté tout d'abord à nous assurer par nous-même de la facilité d'exécution des différents procédés de recherche et de dosage, prenant dans chaque auteur ce qui nous a paru le plus utile et le plus commode, réunissant et coordonnant le tout d'après nos idées, et ajoutant nos observations sur les difficultés ou les particularités que nous avons rencontrées dans leur emploi.

Pour les sédiments, étude difficile, mais avec laquelle nous sommes familiarisé depuis plusieurs années, nous avons dressé des tableaux analytiques dont l'utilité pratique sera, nous en sommes convaincu, appréciée de tous ceux qui commencent. Nous avons négligé à dessein les considérations théoriques: voulant obtenir un résultat pratique, nous avons cherché les moyens les plus simples pour y arriver, et chaque page de notre travail porte la trace de cette préoccupation.

On ne s'étonnera donc pas de ne point rencontrer dans ce livre la description de beaucoup de méthodes, de procédés, d'instruments, qui tiennent une large place dans les ouvrages sur les urines : nous avons éliminé aussi, sans aucun remords, les curiosités de l'analyse urinaire, tous ces éléments nouveaux (inosite (1), créatine, créatinine, etc.) mal connus dont le praticien n'a que faire. A certaines méthodes de dosage longues, difficiles et par cela même impraticables pour nous, telles que les dosages de l'albumine, de l'acide phosphorique, sulfurique, etc., nous avons substitué des procédés approximatifs, mais très-usuels et suffisants pour les besoins de la pratique. Nous voulons parler de la méthode qui consiste à évaluer la quantité d'une substance précipitable dans un volume donné d'urine, par la hauteur qu'occupe le précipité dans un tube gradué. En opérant toujours sur le même volume d'urine et observant les hauteurs au bout de 24 heures, — à la visite du lendemain — on obtient des résultats exactement comparables. Et on peut suivre journellement les variations quantitatives de tel ou tel principe et tracer la courbe qui les représente. Nous avons expérimenté ce procédé de tant de façons différentes que nous sommes à l'aise pour le recommander. — Nous avons même calculé la valeur quantitative absolue d'un volume donné de précipité, 1 centimètre cube par exemple. Nous donnons des moyennes toutes les fois qu'elles représentent une exactitude suffisante : nous nous en abstenons dans le cas contraire. Ainsi pour les phosphates terreux, en opérant tantôt sur plusieurs centimètres cubes de précipité, tantôt sur un seul, nous avons toujours obtenu des résultats concordants, et nous pouvons donner comme un bon renseignement que 1 c. c. de ce précipité, après vingt-quatre heures, correspond en poids à 0 gr. 02 c. de phosphates terreux séchés à 100°.

(1) Sur l'inosite, voy. Gallois, mém. de la Soc. de Biologie 1864.

Pour l'albumine, on ne peut songer à donner des chiffres analogues, parce que le tassement du précipité s'effectue d'une manière très-inégale : les volumes restent comparables, mais le poids absolu est variable et ne reste pas proportionnel aux hauteurs.

Quelles sont maintenant les divisions que nous avons adoptées dans ce travail ? Celles qui nous ont paru les plus commodes et les plus propres à faciliter les recherches. Dans la première partie, nous nous occupons de l'essai des urines. Elle se subdivise en quatre chapitres, chaque chapitre en articles, et ces derniers en paragraphes. A la fin de chaque paragraphe on trouve, sous la rubrique *renseignements*, diverses indications, souvent fort différentes, mais qu'il est commode de trouver groupées sous un titre commun.

Le quatrième et dernier chapitre est consacré à la recherche dans l'urine, des médicaments les plus faciles à retrouver et surtout les plus importants. Ce chapitre est peut-être un hors-d'œuvre ; son importance pratique le justifie.

La deuxième partie se compose uniquement de tableaux d'analyse indiquant la marche à suivre pour déterminer le plus simplement et le plus exactement possible la composition d'un calcul urinaire.

Un appendice donne quelques mots d'explication sur un modèle de feuille d'observation que nous proposons.

Nous avons toujours disposé sous forme de tableau la marche à suivre pour chaque recherche importante : cette disposition adoptée dans la plupart des traités d'analyse chimique moderne est selon nous la seule commode.

Des figures intercalées dans le texte et empruntées soit à l'histologie de Frey (1), soit au manuel de Chimie d'Odling (2) représentent toutes les formes cristallines des sédiments urinaires.

(1) Frey. Traité d'histologie et d'histochimie, traduction Spil-. mann, notes du Dr Ranvier. Paris, Savy 1871.

(2) William Odling. Cours de chimie pratique à l'usage des étudiants en médecine, traduction Naquet. Paris, 1869 ; Savy.

De plus nous avons réuni dans [une planche lithographiée,
très-fidèlement et très-habilement exécutée par M. Renaudot,
un certain nombre de croquis empruntés à nos cahiers de notes
et tous dessinés d'après nature. Il nous eût été facile de multiplier ces figures; mais à quoi bon par exemple représenter des
spermatozoïdes, des globules de pus, de la graisse, etc.? Tout
médecin connaît parfaitement ces éléments. D'ailleurs il y a
quelque chose qui vaut mieux que les figures et les descriptions,
c'est l'observation personnelle : aussi n'avons-nous pas manqué
d'indiquer les moyens de la pratiquer expérimentalement,
artificiellement, nous pourrions dire.

DES URINES

ET

DES CALCULS URINAIRES

PAR L'ANALYSE MICRO-CHIMIQUE

PRÉLIMINAIRES.

DES RÉACTIFS ET DES INSTRUMENTS NÉCESSAIRES POUR L'ESSAI DES URINES.

Nous considérons comme inutile de donner ici une liste des réactifs dont on a besoin pour les essais sur l'urine et les calculs urinaires : nous avons préféré les indiquer à propos des recherches qui nécessitent leur emploi, et nous les avons formulés en indiquant leur mode de préparation, absolument comme nous aurions formulé un médicament. C'est afin qu'on puisse les faire préparer par le pharmacien, à mesure qu'on en aura besoin : dans notre pensée, c'est au malade à supporter les frais minimes de recherches exécutées dans son intérêt. Dans certains cas, dont le médecin restera le seul juge, ces essais pourront être exécutés par une personne de l'entourage du malade, ou par le malade lui-même : car nous avons la conviction d'avoir présenté les procédés de recherche et de dosage d'une façon si élémentaire, que le médecin pourrait à la rigueur faire exécuter ces opérations par un serviteur intelligent, et à plus forte raison par des gens d'un esprit plus cultivé. Mais cette question est délicate, et nous la laissons à l'appréciation de chacun.

Il est de toute nécessité de ne faire usage que de produits chimiquement purs, sous peine de voir à chaque instant une recherche troublée par quelque accident imprévu et inexplicable : actuellement, toutes les grandes maisons de produits chimiques livrent, sous le nom de produits réactifs, des sels et des acides parfaitement purs.

D'ailleurs, il nous paraît avantageux d'avoir sous la main un livre dans lequel on puisse trouver les indications nécessaires pour constater la pureté d'un réactif ou pour le dépouiller de substances étrangères, et qui serve en même temps de guide dans certaines manipulations très-élémentaires : voici, d'après nous, les ouvrages que l'on peut se procurer ; chacun choisira celui qui lui paraît le plus commode :

Fresenius. Traité d'analyse chimique qualitative, traduct. Forthomme ; 4e édition française ; Paris, 1871.

Bolley. Manuel d'Essais et de Recherches chimiques ; Paris, 1869.

Odling, trad. Naquet. Cours de chimie pratique à l'usage des étudiants en médecine ; Paris, 1869.

Quant aux ustensiles nécessaires, ce n'est guère la peine d'en parler : une lampe à alcool ou tout autre procédé de chauffage plus économique, quelques capsules de porcelaine, du papier à filtre, des tubes d'essai, trois ou quatre verres à champagne, et quelques instruments gradués (un uromètre de Bouchardat, une burette, une éprouvette et deux tubes de 25 cent. cubes), voilà l'indispensable ; cela ne représente qu'une dépense insignifiante (de 15 à 20 fr.).

Nous donnons un moyen de faire disparaître les taches de nitrate d'argent :

$\not{2}$ Cyanure de potassium. . . . 10 gr.

Eau 125

Ajouter, au moment de s'en servir :

Teinture d'iode . . . . 20 gouttes.

Faire tomber sur la tache quelques gouttes de ce mélange, frotter faiblement entre les doigts la partie mouillée; puis lavage à grande eau.

Opérer à l'abri d'une vive lumière qui détruit l'un des principaux agents, l'iodure de cyanogène. (*Journal de chimie médicale*, 1865.)

Nous n'avons pas besoin de rappeler que le cyanure de potassium dégage de l'acide prussique en présence des acides, et qu'il faut éviter toute réaction de ce genre, sous peine d'accidents graves.

L'acide azotique tache la peau en jaune, ainsi que l'acide picrique : ce dernier disparaît par des lavages répétés. Quant à la tache déterminée par l'acide azotique, elle ne disparaît qu'avec l'épiderme.

DU MICROSCOPE ET DE SON APPLICATION PRATIQUE A L'ÉTUDE DES URINES.

Il n'est guère de jeune médecin actuellement, qui ne possède un microscope et qui n'ait essayé de s'en servir pour les besoins de la pratique. Malheureusement, si l'on demande beaucoup à cet instrument, en revanche on lui donne fort peu : on le néglige pendant le cours des études médicales, en se promettant bien, il est vrai, de lui conserver tous les loisirs prévus d'une carrière à son début : mais bientôt des occupations d'une utilité plus immédiate, ou simplement plus attrayantes, font oublier cette louable résolution. Le microscope dort en paix dans sa boîte jusqu'au jour où on le réveille brusquement pour lui demander quelque renseignement. Il va sans dire qu'on ne trouve jamais la réponse satisfaisante, et l'on en retire cette conviction que le microscope « ne sert à rien. » La vérité, c'est qu'on est incapable de l'interroger : mais cet aveu est pénible. Et cependant l'on n'obtiendrait pas

un meilleur résultat en se servant de l'ophthalmoscope, si
d'aventure on n'avait jamais appris à le manier. Mais, tandis
que ce dernier instrument a pris une place définitive parmi
nos moyens de diagnostic, et que son utilité est incontestée,
il n'en est pas de même du microscope. Nous espérons montrer, dans le courant de ce travail, quels services le microscope, appliqué à l'étude des urines, peut rendre au médecin
praticien, et nous voulons prouver que, grâce à son emploi,
on peut faire de bonne médecine, à la fois scientifique et pratique, sans être un micrographe éminent, ni un chimiste con-
sommé.

Chemin faisant, nous indiquerons, avec le plus grand soin,
les précautions que l'on doit prendre, les erreurs que l'on doit
éviter dans l'application du microscope à l'essai des urines, et
les résultats qu'on peut en attendre.

Ici, nous voulons simplement présenter quelques considérations générales sur la manière de procéder aux observations
microscopiques, et sur le choix d'un instrument. Il est indispensable de se procurer un livre pouvant servir de guide pour
les manipulations micro-chimiques : le plus récent et le plus
complet est le Traité du microscope de Robin; Paris, 1871.

On objecte souvent que l'emploi du microscope en médecine pratique occasionne une perte de temps qui n'est pas
suffisamment compensée par les résultats obtenus. On exagère beaucoup cet inconvénient qui résulte et du défaut d'habitude, et beaucoup aussi d'un excès de soin. On croit qu'il
faut toujours, après chaque observation, remettre l'instrument dans sa boîte, sous peine de le voir se détériorer. Cette
manœuvre, fort ennuyeuse d'ailleurs, demande en effet trois
fois plus de temps qu'il n'en faudrait pour faire l'observation
pure et simple. Il ne faut point hésiter à s'en dispenser. En
laissant son microscope tout monté devant une fenêtre, sur
une petite table *ad hoc*, munie d'un tiroir, et sur laquelle se
trouvent les réactifs usuels, un flacon d'eau distillée, quelques
plaques de verres et un linge, on aura constamment sous la

main tout ce qu'il faut pour une rapide observation. Si l'on possède un instrument d'un grand prix, dont certains mécanismes pourraient se détériorer en absorbant la poussière, on le couvrira d'un globe. Un microscope ordinaire, simple et robuste, n'a rien à redouter de cet abandon apparent : si peu de soin qu'on en ait, il rendra toujours d'excellents services. On enlève la poussière qui couvre les lentilles avec un pinceau à aquarelle : si elles se tachent, on les frotte légèrement avec un vieux gant en peau, à peine imbibé d'alcool ou d'éther. On écartera du voisinage de l'instrument tous les acides minéraux, dont les vapeurs attaquent rapidement les montures en cuivre. Enfin, recommandation qui paraîtra singulière, mais dont on appréciera tôt ou tard la justesse, on défend à la personne qui fait l'appartement d'épousseter ou d'essuyer la table et le microscope. C'est le seul moyen d'éviter des maladresses ou des excès de zèle qui mettraient bientôt l'instrument hors de service.

Telle doit être, d'après nous, l'installation du praticien pour les observations microscopiques.

Quant au choix d'un instrument, nous ferons remarquer que l'on commet souvent la faute de se procurer un instrument très-complet, dans l'espoir qu'il sera plus facile à manier et qu'il donnera des résultats supérieurs. C'est précisément le contraire qui a lieu ; et, quand on ne se livre pas à des recherches histologiques suivies, on s'aperçoit bien vite qu'on a dépensé quelques centaines de francs en pure perte, la plupart des mécanismes, tels que platines tournantes, chariots, mouvements à crémaillère, etc., etc., étant absolument inutiles pour les observations journalières et pratiques.

Il est à la fois plus économique et plus commode d'acheter un instrument très-simple, mais dont l'appareil optique soit irréprochable. A ce point de vue les microscopes de Verick, élève d'Hartnach, ne laissent rien à désirer, et de plus ils sont d'un prix modéré. Nous empruntons à son catalogue les dessins des deux modèles ci-contre :

La fig. 1 représente un microscope à charnière, d'une exécution très-soignée, donnant une série de grossissements de 60 à 780 diamètres, et dont le prix, accessoires compris, est d'environ 260 fr.

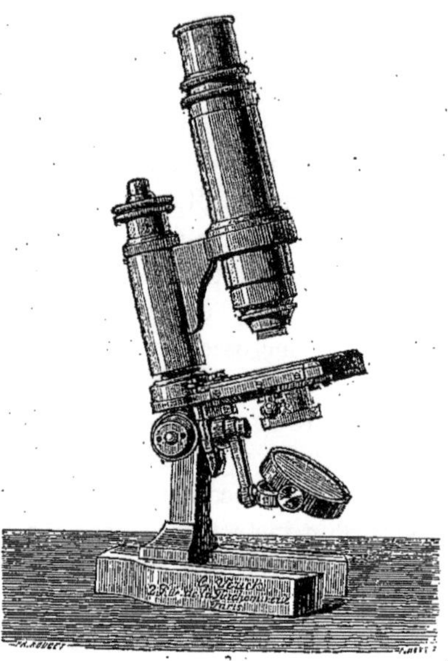

Fig. I. — Microscope à charnière.

Le modèle représenté fig. 2, est dit microscope de laboratoire, ou à colonnes : il donne un grossissement de 60 à 570, et vaut 165 fr.

Nous conseillons de joindre à l'un de ces instruments un oculaire micrométrique, dont on calcule la valeur de chaque division pour la série de grossissements que l'on possède : ces chiffres sont disposés en tableau, lequel, suspendu au voisinage de la table où l'on travaille, permet de déterminer immédiatement les dimensions d'un élément microscopique soumis à l'observation. On trouvera dans Robin (ouvrage cité) tous les renseignements nécessaires sur la manière d'effectuer le calcul.

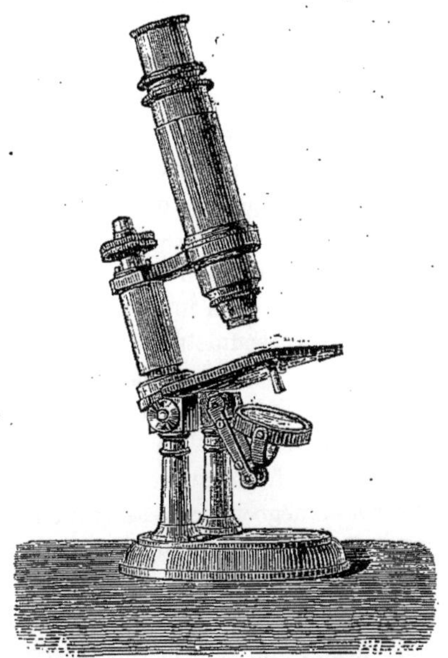

Fig. II. — Microscope à colonnes, dit microscope de laboratoire.

L'emploi de la chambre claire, adaptée au microscope, permet de dessiner exactement ce que l'on observe : il faut une certaine habitude pour arriver à de bons résultats. La chambre claire, dite d'Oberhauser, est infiniment préférable au prisme simple. On dessinera sur du papier ou carton Bristol : un cahier de papier fort et lisse nous paraît plus commode, parce qu'on peut inscrire des notes en regard du dessin, sauf à découper ce dernier si on désire le publier. Le choix du crayon n'est pas indifférent : on prend toujours des crayons

trop tendres : le Faber (graphite de Sibérie) n° 5 où H est excellent.

Quand on rencontre sous le microscope des corps inconnus,
on en prend un croquis, et on note l'action des réactifs, acide
acétique, alcalis, réactifs colorants : plus tard, des connaissances acquises ultérieurement permettront le plus souvent
de les déterminer à l'aide de ces renseignements.

Microscope portatif. — On a souvent répété qu'il est très-
fâcheux que le médecin ne puisse constamment avoir un microscope sur lui : nous ne sommes pas du tout de cet avis,
pour ce qui nous concerne du moins. On peut toujours transporter très-commodément, dans un petit tube à échantillons,
les urines que l'on désire soumettre à l'examen microscopique. Dans tous les cas, il existe dans le commerce, sous le
nom de microscope de Stanhope, un petit instrument d'un
prix très-modique (1 fr. 50), que l'on vend aux amateurs pour
examiner les cirons du fromage, les anguillules du vinai-
gre, etc., dont certains négociants se servent aussi pour l'examen des farines; il peut être appliqué à l'examen des sédiments et permet de reconnaître parfaitement ceux de phosphate ammoniaco-magnésien, d'acide urique, etc. On le trouve
chez tous les opticiens, et on ne peut rien désirer de plus portatif.

Nous terminerons en disant que si, dans le cours de ce travail, nous avons insisté assez longuement sur les causes diverses qui peuvent troubler les observations microscopiques,
nous l'avons fait dans l'intérêt de ceux qui ne savent pas et
qui désirent apprendre. Nous nous sommes efforcé de leur
épargner des mécomptes et des déceptions. Enfin, toutes les
fois que cela nous a paru possible, nous avons indiqué de
quelle façon on devra se procurer des échantillons d'étude :
cette méthode est la seule à suivre, si l'on veut arriver rapidement à des connaissances solides; car une seule observation
personnelle est mille fois préférable aux descriptions les plus
détaillées et aux dessins les plus multipliés.

PREMIÈRE PARTIE

Essai des Urines.

CHAPITRE PREMIER

DES MÉTHODES A SUIVRE POUR L'ESSAI DES URINES.

En faisant l'essai d'une urine, le médecin se propose, soit de s'assurer de l'apparition d'une substance anormale dont il soupçonne la présence, soit de constater une augmentation ou une diminution dans les proportions des principes normaux de l'urine.

Il peut désirer aussi, en présence d'un cas difficile ou pour toute autre raison, procéder à l'analyse méthodique de l'urine dans l'espoir de découvrir quelques particularités, ou d'en déduire certaines indications.

Notre travail est disposé de façon à satisfaire à toutes ces exigences.

Le médecin pourra, une urine étant donnée, exécuter isolément telle recherche qu'il jugera convenable, qualitative ou quantitative, sans opérations préliminaires, en se reportant simplement à l'article traitant le sujet qui l'intéresse.

Ou bien, s'il veut se livrer à une analyse méthodique, il suivra la marche indiquée dans les tableaux d'analyse qualitative (p. 17) et quantitative (p. 113).

Ces tableaux, dont la substance est empruntée à Vogel, Beale, Golding Bird., etc, nous les avons disposés de la façon qui nous a paru la plus commode et la plus pratique, groupant et classant les caractères généraux qui doivent servir de guide pour l'analyse, et dont il faudra noter la présence ou l'absence. Puis, sous la rubrique *renseignements*, nous donnons aux numéros correspondants à ceux des tableaux, les détails et les explications nécessaires sur les procédés de recherche à suivre, ou sur la signification de tel ou tel caractère. Nous ne pouvons, on le comprend, nous étendre sur ce dernier point, qui rentre dans la séméiologie et que l'on trouvera développé dans les ouvrages spéciaux.

On commencera toujours par l'analyse qualitative et on continuera par l'analyse quantitative. Pour cela, on divise l'urine à essayer en deux grandes parts, que l'on subdivise elles-mêmes en autant de portions qu'il est nécessaire.

Opérez toujours sur de petites quantités de liquide: c'est une grande économie de temps et d'argent et vous aurez des résultats plus nets ; 5 à 10 cent. cubes pour chaque essai, telles sont les proportions qu'il sera rarement utile de dépasser.

Une dernière remarque, sur laquelle d'ailleurs nous reviendrons souvent dans le courant de ce travail : *l'albumine* gêne ou empêche la plupart des essais qualitatifs ou quantitatifs; il faudra donc toujours s'en débarrasser par l'un quelconque des procédés indiqués (voir en particulier art. Sucre) avant de passer à d'autres recherches.

Art. Ier. — Analyse qualitative.

§ 1. *Tableau général de la marche à suivre.*

Nota. Pour les détails, se reporter ci-après, aux renseignements, au numéro correspondant à celui du tableau.

1. Couleur de l'urine.	Colorations normales.		Urines pâles. — normales (jaune d'ambre). — à couleurs éclatantes. — foncées.
	Colorations anormales	Essentielles, prenant naissance dans l'intérieur de l'organisme.	Par matières colorantes du sang, v. p. 48 Pigments biliaires, v. p. 43. Uroxanthine (indican) Uroérythrine.
		Accidentelles, venant du dehors et ne faisant que traverser l'organisme.	Matières colorantes diverses.

2. Odeur	Essentielle	Normale, *sui generis.*	
		Anormale	Urineuse, due au carb. d'ammon. Sulfurée? (Beale.)
	Accidentelle, provenant de substances odorantes introduites dans l'organisme	Très-variée par	Asperges. Essence de thérébenthine. Cubèbe, copahu. Santal, etc.

3. Aspect.
> Urine claire.
> — trouble (légèrement).— Nubécula ou énéorème. Voyez mucus, épithéliums, p. 92, 95.
> Urine sédimenteuse. — Voyez 6, Etude des sédiments.

Marais.

4. Réaction chimique au tournesol	Normale.	Acide.	
	Anormale.	Neutre. Alcaline	Par carb. d'ammon. Par alcalis fixes.

5. Recherche d'éléments anormaux dans l'urine. (Diviser l'urine en plusieurs portions dans lesquelles on recherchera successivement les principes suivants :)	Albumine. Voy. p. 21. Sucre. Voy. p. 28.		
	Bile	Matières colorantes Acides biliaires	Voy. p.43.
	Sang. Voy. p. 46. Fibrine. Voy. p. 54. Graisse. Voy. p. 55.		

6. Etude des sédiments.	Voyez Analyse micro-chimique générale d'un sédiment, p. 57.

§ 2. —*Renseignements sur l'analyse qualitative de l'urine.*

1. *Couleur.* — A. Les urines *foncées* indiquent en général qu'à l'urine se trouve mélangé un pigment anormal.

a. *Détermination approximative de la quantité du pigment ordinaire de l'urine (urophéine de Heller).* — Dans un verre à expériences, on verse un peu d'acide sulfurique concentré, et l'on ajoute une quantité à peu près double de l'urine à essayer. Pendant que l'on mélange rapidement les deux liquides, ils prennent avec une intensité plus ou moins grande une couleur variant du *brun foncé* au *noir de thé*. D'après l'intensité de la coloration, on juge de la richesse de l'urine en urophéine.

D'après Ziegler, c'est avec l'urine des malades atteints de cirrhose du foie que l'on obtient ainsi la coloration la plus intense, et il a recours à ce procédé pour établir le diagnostic de cette maladie.

B. *L'uroxanthine* (ou indigose de M. Gubler: voyez à ce sujet la thèse de Nisseron: *de l'urine*, Paris, 1869) est une matière colorante qui se trouve en petite quantité dans l'urine normale, mais qui peut y apparaître abondamment sous l'influence des maladies.

Recherche de l'uroxanthine (Indican, Indigose). — Dans un verre à expériences on verse 10 à 15 cent. cubes d'acide chlo hydrique fumant et pur , puis on ajoute goutte à goutte l'urine à essayer, en ayant soin de ne pas en faire tomber plus de 20 à 40 gouttes. S'il y a de l'uroxanthine, le liquide se colore en *violet rouge*, puis en *bleu*.

Un autre procédé consiste à chauffer dans un tube d'essai une petite quantité d'urine additionnée de quelques gouttes d'acide chlorhydrique. A mesure que l'on chauffe, on voit ce liquide devenir rouge violet, puis bleu foncé, presque noir. — En présence de traces d'indican, on augmentera la sensibilité de la réaction en ajoutant 3 à 4 gouttes d'acide azotique à l'acide chlorhydrique.

Après avoir répété comparativement ces procédés, nous donnons la préférence au dernier. A froid, la coloration est très-lente à se produire et peu intense. La matière colorante obtenue par l'action des acides et de la chaleur se précipite (au bout de vingt-quatre heures) en une poudre fine qui, examinée au microscope, est constituée par des granules très-fins, arrondis, uniformes, transparents et agités de mouvement brownien lorsqu'ils sont isolés, ou réunis par plaques irrégulières bleu foncé. (Grosiss., 550.)

L'urine contenant de l'indican en excès ne présente aucun caractère extérieur permettant d'en soupçonner la présence. Un échantillon d'urine provenant d'un malade atteint d'une affection chronique du foie, (nous ne savons laquelle) et qui contenait une quantité considérable d'uroxanthine, était pâle, parfaitement limpide. Exposée plusieurs jours à l'air , sa couleur n'a pas changé, mais elle s'est troublée, en laissant déposer quelques phosphates, en même temps qu'elle était envahie par des vibrions et des spores.

C'est dans l'urine de personnes atteintes de cancer du foie qu'elle existe en plus grande quantité (Hoppe); on la trouve aussi dans l'urine du chien.

L'uroglaucine, (matière colorante bleue) et *l'urrhodine*, (matière colorante rouge) sont des produits de décomposition de l'uroxanthine qui peuvent se rencontrer très-rarement dans

.l'urine, ou s'y développer comme produits de dédoublement de l'uroxanthine, sous l'influence des acides qu'on y verse.

C. *L'uroérythrine* est une matière colorante rouge, existant tantôt en dissolution dans l'urine qu'elle colore en rouge, tantôt précipitée avec les sédiments d'urates auxquels elle communique la couleur rouge brique ou rouge rose.

Mélanogène. — Chez les individus atteints de cancer mélanique, l'urine contient une substance particulière, le mélanogène, qui lui communique la propriété de brunir ou même de noircir au contact de l'air. Cette particularité peut être utilisée pour le diagnostic des cancers mélaniques développés dans les organes internes.

D. *Matières colorantes accidentelles.* — Nous avons cité dans le cours de ce travail un cas de coloration accidentelle des urines par une liqueur du commerce (voy. sang.) En faisant quelques expériences sur nous-même, nous avons pu reproduire à volonté cette coloration. Il y a certaines précautions a prendre : ainsi il faut avoir soin de vider la vessie avant l'expérience et d'ingérer avec la matière colorante un diurétique quelconque pour hâter l'émission d'urine. Traiter comparativement l'urine obtenue par les acides et les lessives alcalines (carbonate de soude).

2. *Odeur.* — On a dit que, dans les cas de maladies organiques des reins, les substances odorantes, particulièrement des asperges, de l'essence de térébenthine, etc., ne passent pas dans l'urine. Cette affirmation est combattue par Vogel, qui dans deux cas trouva à l'autopsie une désorganisation du parenchyme rénal, après avoir nettement constaté ces substances odorantes dans l'urine pendant la vie.

4. *Réaction chimique.* — On sait que l'acidité normale de l'urine est due à la présence dans ce liquide de sels acides (particulièrement du phosphate acide de soude). (1)

____

(1) D'après un mémoire récent de M. Byasson, l'acidité de l'urine doit être attribuée 1° à l'acide urique ; 2° à l'acide carbonique ; 3° à l'acide hippurique (v. *journ d'Anat. et de Physiolog.* de Robin, n° 4 (Juillet-Août), p. 383.)

Alcalinité de l'urine.—Pour trouver si cette alcalinité est due
à la présence du carbonate d'ammoniaque ou d'un alcali fixe, on
essaie la réaction avec un papier rouge de tournesol (on trouve
ce papier tout préparé et découpé en bandelettes chez tous les
marchands de produits chimiques). — Si la couleur bleue
disparaît par la dessiccation du papier, l'état alcalin de l'urine
est dû au sel ammoniacal; si elle persiste, il tient à la présence
d'un alcali fixe.

Dans le premier cas, l'alcalinité de l'urine tient à une décomposition de l'urée dans l'intérieur de la vessie : il y aura un
sédiment de phosphates terreux, de pus, etc.

Dans le deuxième, l'état alcalin est dû à l'usage prolongé
d'alcalis, soit seuls, soit combinés à des acides végétaux ou à
l'acide carbonique. (Médicaments, eaux minérales alcalines,
aliments, etc.)

Quelquefois il coïncide avec un état de faiblesse générale
(chlorose).

ART. II. —Recherche d'éléments anormaux dans l'urine.

§ 1. — *Albumine.*

Recherche et dosage.

Nous ne mentionnons pas les caractères physiques d'une
urine albumineuse parce qu'ils sont trop incertains, mais sous
le titre de *précautions à prendre*, nous résumons les cas qui
peuvent se présenter et qui pourraient troubler la recherche
et la rendre erronée.

A. Précautions a prendre.

1	*a.* L'urine est trouble ou sédimenteuse. Voyez 2.		
	b. L'urine est claire et transparente. Voyez 2. *b.*		
2. Filtrer ou décanter.	*a.* Le sédiment sera examiné au microscope. V. p. 61.		
	b. L'urine filtrée est	α. Acide ou neutre. Voy. I. *Recherche.*	
		β. Alcaline	Neutraliser avec acide azotique jusqu'à réaction légèrement acide, puis voy. I. *Recherche.*

     ALBUMINE.

Remarque.2. b. β ,   Cette neutralisation peut paraître inutile, parce que, dira-t-on, en versant 1/10ᵉ d'acide comme c'est indiqué à la recherche, l'urine se trouvera neutralisée. Mais il pourrait arriver alors que la précipitation de l'albumine n'eût pas lieu, même en chauffant, parce que la proportion d'acide, dont une partie aurait été neutralisée, se trouverait insuffisante; car il ne faut pas oublier que *l'addition de quelques gouttes d'acide nitrique empêche que l'albumine ne se coagule par la chaleur*, fait qui tient à la mise en liberté de l'acide phosphorique des phosphates de l'urine. Mais, si l'on ajoute un excès d'acide nitrique, il déplace l'acide phosphorique, et l'albumine se coagule (Beale); aussi avant de passer à la recherche, il faut toujours ramener l'urine à l'unité, c'est-à-dire à une urine neutre, ou légèrement acide.

B. RECHERCHE.

| 1. Versez dans un tube contenant 10 c. c. d'urine 1/10 d'*Ac. azotique*. | *a.* Il se produit un coagulum évident........ **Albumine.** |
| | *b.* Il y a doute : la liqueur est seulement troublée, ou il y a un léger précipité............. 2 |

| 2. Chauffer. | α. Tout se redissout........ | *Ac. urique* ou *Nitrate d'urée* |
| | β. Le trouble ou le précipité persiste...................... | *Albumine.* |

Si l'on est certain ou que l'on puisse supposer que le malade ait pris des médicaments résineux (copahu, cubèbe, térébenthine, santal, etc.) continuer l'opération 2. β comme il suit:

| 2. β. Le trouble persiste. | Ajouter *Alcool* en petite quantité. | Le trouble disparaît........ *Résines.* |
| | | Il persiste........ *Albumine.* |

Remarques. B.—Ce procédé de recherche emprunté à Méhu, est de tous le plus net et le plus exact. Il est inutile pour le médecin praticien d'avoir des procédés permettant de constater de minimes traces d'albumine dans l'urine. Ce serait un embarras et non un avantage, car, normalement et sous l'influence de l'alimentation, il passe de l'albumine dans les urines (Gubler, *Dict. encyclopéd.*).

1. L'emploi de l'acide azotique est toujours désagréable ; mais, dans la recherche de l'albumine, il doit être préféré à l'acide acétique qui a l'inconvénient de précipiter la mucine (Reissner). Nous répéterons avec Méhu : « Il ne suffit pas d'obtenir par l'acide azotique froid un précipité blanc dans une urine déjà acide pour conclure que cette urine est albumineuse, il faut encore que ce précipité ne soit pas soluble à chaud. »

La proportion de 1/10ᵉ d'acide est, d'après Méhu, la plus avantageuse. *Mais dans les cas douteux ou difficiles, il faudra répéter l'expérience en mettant moins et en mettant plus.* Il faut verser l'acide peu à peu.

b. On peut encore lever le doute en examinant une goutte du précipité à un grossissement de 300 ; on reconnaîtra les formes cristallines d'acide urique ou de nitrate d'urée ; il est le plus souvent nécessaire d'attendre quelques instants pour donner aux formes cristallines le temps de se produire. Ou bien on reconnaîtra des amas amorphes granulés d'albumine.

2. a. Si on laisse refroidir, le précipité se reproduira, parce que ces sels sont presque insolubles à froid.

2. β. Cette cause d'erreur (précipité de substances résineuses dans l'urine) a été signalée par Maly. Elle est reproduite dans les auteurs sans qu'elle soit confirmée par aucun.

Nous n'avons point parlé de la recherche de l'albumine par la chaleur seule, parce que c'est une mauvaise méthode, très-infidèle, ni du procédé de Heller, qui séduit par son élégance.

C. DOSAGE.

Les méthodes de dosage exact de l'albumine reposent sur l'emploi des pesées et sont difficiles à exécuter. Nous n'indiquerons ici qu'un procédé approximatif, reposant sur l'évaluation comparative de la quantité d'albumine précipité dans un volume donné d'urine. Nisseron (thèse 1869) a insisté sur ce procédé.

Quand on a opéré comme nous l'avons indiqué à I., *Recherche*, et que l'on a constaté la présence de l'albumine, il suffit de répéter l'opération dans un tube gradué (on trouve pour 2 fr. 50 des tubes parfaitement gradués en 1/5 de centimètre cube), d'agiter fortement, et de laisser reposer le précipité jusqu'au lendemain. Le précipité floconneux monte d'abord à la surface du liquide, puis il redescend plus tard. Quand il y a peu d'albumine, on hâtera le dépôt en chauffant *légèrement*. On répète cette expérience chaque jour, et en lisant la hauteur qu'occupe le précipité dans le tube *on peut tracer la courbe des variations de l'albumine.*

Nous pouvons affirmer que le principe de ce procédé est excellent. Nous l'avons expérimenté un très-grand nombre de fois pour l'évaluation de plusieurs précipités, et il donne des résultats exactement comparables. Ainsi en étendant de moitié d'eau une liqueur qui a donné un précipité d'une hauteur connue, cette hauteur diminuera de moitié: quel que soit le diamètre des tubes employés, le précipité occupera *le même volume*, quoique les hauteurs soient naturellement d'autant plus grandes que le diamètre du tube est plus petit. On trouve dans le formulaire de Bouchardat un procédé de dosage reposant sur l'emploi de l'urodensimètre.

D. EXAMEN MICROSCOPIQUE DU SÉDIMENT D'UNE URINE ALBUMINEUSE.

Voici ce que l'on peut rencontrer dans ce sédiment:

A. Des sels cristallisés (ac. urique, phosphate amm. magnésien, oxalate de chaux). Nous avons souvent rencontré l'acide urique dans des urines très-pâles, faiblement acides, provenant de malades depuis longtemps albuminuriques: nous faisons cette remarque parce que Beale, par exemple, dit que la présence d'acide urique doit faire supposer que le cas sera aigu et de peu de durée.

B. Des sels amorphes (urates, phosphate de chaux, carbonates).

C. Des éléments figurés ou amorphes de nature organique. Ceux-ci seront :

a. Des cellules épithéliales de l'urèthre, du vagin, de la vessie, de l'uretère, etc.

b. Des leucocytes et des globules sanguins.

c. Des éléments provenant du contenu des tubes urinifères et se présentant sous forme de cylindres d'aspect variable.

Pour A. B. et C. a, b, voir sédiments en général. Nous ne devons nous occuper ici que des cylindres (moules, dépouilles urinaires des auteurs anglais) dont nous classerons les formes types comme il suit, en nous autorisant des travaux de Cornil (thèse de doctorat 1864, id. d'agrégation 1869), qui admet les quatre variétés de cylindres ci-après :

c. CYLINDRES URINAIRES.

Cylindres amorphes très-pâles ou transparents.	à bords mal limités, souvent tordus ou variqueux.	*Cyl. muqueux*, v. 1.
	à bords très-nets, quelquefois interrompus par des cassures.	*Cyl. hyalins*, v. 2.
Cylindres épithéliaux ou granuleux plus ou moins foncés.	Pas de ligne de contour, cellules épithéliales réunies en cylindre, granulations protéiques ou graisseuses.	*Cyl. épithéliaux ou granuleux*, v. 3.
	Une ligne de contour plus au moins nette. Substance fondamentale finement granuleuse parsemée de globules sanguins.	*Cyl. fibrineux avec hématies*, v. 4.

Nota. La recherche des cylindres doit être faite d'abord avec un faible grossissement (100 diam.) ce qui permet d'analyser une plus grande quantité d'urine à la fois. On prend une gouttelette du sédiment, on l'étend sur une plaque de verre, et *on l'examine sans recouvrir d'une lamelle*, dont la pression ferait glisser les cylindres au dehors. Il est souvent avantageux de colorer le sédiment avec une goutte de solution de carmin qui met en évidence les épithéliums. Quand on trouve ce que l'on cherche on peut se servir de plus forts grossissements s'il y a lieu.

1. *Cylindres muqueux.* (Pl. I, fig. I. 4).—Dans un grand nombre d'urines normales on rencontre des cylindres très-pâles, formés d'une matière finement granuleuse, et qui sont mal limités à leurs bords. Ils tiennent souvent en suspension des cellules rénales ou des leucocytes. Funke les considère comme formés de mucine. Ils n'ont aucune signification; il faut seulement éviter de les confondre avec les cylindres hyalins. Ils sont souvent très-abondants dans les dépôts d'urines albumineuses : l'acide acétique les rend fibrillaires et ponctués; ils ne se colorent pas par le carmin.

2. *Cylindres hyalins.* (Pl. I, fig. I. 1.1:).—Ceux-ci sont très-rares dans les urines normales, et leur présence en grande quantité dans le sédiment *permet de poser sûrement le diagnostic de la néphrite albumineuse*. Ils se distinguent des précédents en ce que leurs bords sont bien arrêtés et se dessinent par une ligne nette. Ils sont droits ou contournés en spirale, à bords parallèles, formés d'une matière transparente, homogène, de nature protéique. Ils peuvent atteindre un millimètre et plus de longueur. Leurs extrémités sont marquées par une cassure nette, et souvent ils présentent à leur surface des fêlures transversales.

L'acide acétique les attaque difficilement, mais la potasse les dissout.

Ils se colorent par l'eau iodée et le carmin, d'autant mieux que la maladie est plus ancienne; dans ce cas ils ont naturellement un reflet jaunâtre.

Enfin, ils entraînent souvent à leur surface des cellules épithéliales des tubuli du rein, généralement granuleuses, et formant quelquefois une écorce complète au cylindre. Cela s'observe surtout dans un âge avancé de la néphrite albumineuse.

Dans un même sédiment on peut trouver toutes ces nuances.

Les cylindres hyalins correspondent aux *moules cireux* des auteurs anglais (Beale, Golding Bird). C'est à tort que l'on appelle quelquefois ces cylindres *fibrineux :* cette dénomination est abandonnée par tous les auteurs modernes, et avec raison, car ces cylindres n'ont aucun des caractères physiques ou chimiques de la fibrine. Nous avons adopté la dénomination de cylindres hyalins qui ne préjuge rien sur leur composition, et rappelle un caractère physique important.

3. *Cylindres épithéliaux.* (Pl. I, fig. I. 2. 3.). — Ce sont les moules internes des tubes urinifères dont l'épithélium est souvent altéré, granuleux, infiltré de granulations protéiques ou de gouttelettes graisseuses. (Pl. I, fig. I. 2.).

4. *Cylindres fibrineux.* — Ce sont des cylindres composés d'une matière finement granuleuse qui se gonfle et s'éclaircit par l'acide acétique, et qui contiennent dans leur intérieur des globules sanguins. Ils indiquent une hémorrhagie, la rupture de quelques capillaires et un épanchement sanguin dans l'intérieur des tubes urinifères (1).

Remarque générale. — Tous ces cylindres peuvent être colorés par de la bile quand il y a complication d'ictère, ou être souillés par des granulations d'urates ou des cristaux. On les nettoiera avec une goutte d'acide acétique.

De plus, à l'exception des cylindres hyalins, nous les avons souvent rencontrés dans des sédiments d'urines non albumineuses (dans certaines formes d'infection purulente, dernièrement dans un cas d'ictère consécutif à une tentative d'asphyxie par le charbon). Nous croyons d'après nos études, que leur

(1) Voy Valleix, Guide du médecin praticien, 5e édit., t. IV, p. 466, fig. 61, 62, 64, etc., — et id., p. 407, fig. 53 et suiv.

apparition dans les urines est toujours sous la dépendance d'un état de congestion du rein.

E. RENSEIGNEMENTS.

Caractères microscopiques de l'albumine précipitée. — L'albumine précipitée par la méthode indiquée se présente au microscope (gross. de 3 à 400 diam.) sous forme de petits amas amorphes granuleux, irréguliers, non modifiés par l'acide acétique.

Pour l'étudier, mélanger une très-petite quantité de blanc d'œuf à de l'urine fraîche pour la rendre artificiellement albumineuse et la traiter suivant I. *Recherche.* Par ce procédé on trouve quelquefois des traînées filamenteuses, débris du tissu cellulaire lâche qui emprisonne l'albumine de l'œuf. Il faut en faire abstraction ou s'en débarrasser par filtration préalable.

Nous ne pouvons en aucune façon aborder la séméiologie des urines albumineuses (voir l'article très-complet de M. Gubler, *albuminurie*, in Diction. encyclop., t. II). Nous dirons seulement qu'il y a deux cas où la présence de l'albumine dans l'urine n'a par elle-même aucune signification : 1° quand l'urine contient du pus. (Voir Pus, p. 100); 2° quand elle contient du sang. (Voir Sang, p. 51).

§ 2. — *Sucre.*

Recherche et dosage du sucre dans l'urine.

Il existe un très-grand nombre de réactifs destinés à déceler la présence du sucre dans l'urine : beaucoup sont infidèles ou d'un usage incommode. Nous n'indiquerons que ceux vraiment pratiques dont l'exactitude a été contrôlée par une longue expérience et qui sont recommandés par tous les auteurs.

A. RÉACTIFS.

Le réactif cupro-potassique, connu sous le nom de *liqueur*

de Fehling est celui qui doit être universellement adopté pour la recherche et le dosage du sucre. On le fera préparer d'après la formule suivante :

$\mathrecht{Z}$. Sulfate de cuivre pur. . . . . . 34 gr. 64.
Eau distillée. . . . . 200 gr.

Faites dissoudre exactement et mettez à part. D'un autre côté prenez :

Tartrate neutre de potasse et de soude.   173 gr.
(Sel de Seignette).

Lessive de soude caustique de densité 1,12. 600 gr.

Faites dissoudre, puis versez cette solution dans celle de sulfate de cuivre ; agitez pour que la dissolution s'opère, puis versez assez d'eau distillée pour compléter le volume exact d'un litre.

La lessive de soude, de densité 1.12, peut s'obtenir en additionnant 240 gr. de lessive des savonniers à 36° Baumé (1,334 au densimètre) de 360 gr. d'eau distillée. On obtient un volume total de 600 gr. de densité 1.12, contenant environ 80 gr. de soude fondue (Méhu).

Cette liqueur de Fehling ainsi préparée servira à la fois pour la recherche et *le dosage* du sucre.

On peut la conserver très-longtemps en la versant dans de petits flacons de 60 gr. ou de 30 gr., en verre coloré, bien bouchés et cachetés, que l'on mettra dans un endroit frais et obscur, à la cave par exemple.

Sans ces précautions, il se forme, sous l'influence de la lumière, un dépôt rouge d'oxyde cuivreux. Il est indispensable aussi que les sels employés à la confection de cette liqueur soient chimiquement purs.

La liqueur cuivrique dite de Barreswill, bien qu'elle ait été employée par Claude Bernard et Gubler est d'une conservation beaucoup plus difficile, et les auteurs les plus récents, Neubauer, Méhu, Hardy, Grimaux, recommandent le réactif de Fehling.

Voici cependant la formule de cette liqueur pour 100 gr. de liquide.

Liqueur de Barreswill.

Crème de tartre. . . . .   5 grammes.
Carbonate de soude cristallisé. . . .   4   —
Sulfate de cuivre pur. . . . .   3 .   —
Potasse à la chaux.   4   —

Eau : quantité suffisante pour compléter le volume de 100 cent. cubes.

On dissout à chaud la crème de tartre : on verse cette liqueur bouillante dans la solution de sulfate de cuivre, puis on ajoute la potasse et le carbonate de soude, et on étend d'eau distillée jusqu'à 100 cent. cubes.

1 cent. cube de ce réactif est décoloré par 1 centigr. de glycose.

Réactif de Maumené.

Couper de petites lanières d'une étoffe de laine (ni coton ni toile) et les plonger dans la solution suivante :

Perchlorure de fer à 30°. . . . .   1 partie.
Eau :   2   —

Dessécher ensuite à l'étuve et conserver pour l'usage.

Odling conseille d'imprégner les bandelettes d'une solution de bichlorure d'étain, au lieu de perchlorure de fer. Le réactif ainsi obtenu serait plus exact et plus sensible.

I. RECHERCHE.

La recherche de la glycose dans l'urine par la liqueur de Fehling repose sur ce fait que les sels de cuivre (sulfate, acétate, tartrate, mais non l'azotate), sont réduits par la glycose en présence d'un alcali fixe. Cette réduction est hâtée par l'action de la chaleur. Il se dépose alors un précipité rouge d'oxyde cuivreux. Cette réaction peut être empêchée par certaines circonstances (présence de sels ammoniacaux, de matières albuminoïdes) — ou avoir lieu en l'absence du sucre, parce que diverses substances organiques (leucine, allantoïne, créatine, créatinine, cellulose, tannin, chloroforme (Beale) acide urique (Berlin), ce dernier douteux), la déterminent.

Enfin il est encore une petite cause d'erreur, c'est la précipitation des phosphates terreux de l'urine sous l'influence de la chaleur et de la liqueur de Felhing qui est alcaline. Ce précipité est floconneux, verdâtre, et il faut être peu expérimenté pour le confondre avec la réduction du sel de cuivre. Toutefois nous essaierons de l'éviter.

Il faut d'emblée nous mettre à l'abri de ces différentes causes d'erreur; or, on peut se débarrasser préalablement des sels ammoniacaux et des matières albuminoïdes : — les substances organiques ont un pouvoir réducteur bien moins énergique que la glycose et demandent une ébullition prolongée, ce qu'il est facile d'éviter, — enfin le précipité de phosphates n'est gênant qu'à la condition que l'urine et la liqueur alcaline soient bien mélangées et on peut s'abstenir de ce mélange.

Voici donc comment il faut opérer.

B. Précautions a prendre.

1. L'urine refroidie, filtrée ou décantée, n'est pas albumineuse. 2
         Idem   contient de l'albumine. 3

2. L'urine a une réaction acide ou neutre (les urines diabétiques sont presque toujours acides)................. voyez C. *Recherche.*

Elle a une réaction alcaline (due à des sels ammoniacaux.) | La faire bouillir dans un tube avec un petit fragment de soude caustique : décanter ou filtrer et passer à C. *Recherche.*

3. Additionner l'urine de quelques gouttes d'acide acétique, coaguler l'albumine par la chaleur, et filtrer. Il est bon de neutraliser l'urine filtrée avec un peu de carbonate de soude; puis faites l'essai suivant........ C. *Recherche.*

Remarques 2. — On n'a à se préoccuper de l'alcalinité de l'urine que dans le cas où elle est ammoniacale soit qu'elle se soit décomposée depuis l'émission, soit qu'elle provienne d'un malade atteint de catarrhe vésical. En faisant bouillir pendant deux ou trois minutes, on sent une odeur fortement ammoniacale se dégager par l'orifice du tube : en même temps les phosphates se précipitent. Quand on ne sent plus rien, on laisse les phosphates se déposer, ou on filtre.

C'est à ce procédé que nous nous sommes arrêté après un grand nombre d'essais. La présence de sels ammoniacaux dans une urine sucrée est une cause d'erreur très-réelle et très-difficile à combattre. Il suffit d'ajouter quelques gouttes de chlorhydrate d'ammoniaque dans une urine fortement sucrée pour empêcher toute réaction d'avoir lieu, même en prolongeant l'ébullition.

Or voici ce qui résulte de nos expériences. Si on fait bouillir de l'*urine normale* avec un fragment de soude ou de potasse caustique, on obtiendra un précipit éfloconneux de phosphates, et très-souvent aussi le liquide se foncera, en prenant une couleur ambrée plus ou moins brune. Ce fait est depuis longtemps connu, mais il faut toujours l'avoir présent à l'esprit, sans quoi on conclurait à tort à l'existence du sucre. Si maintenant on filtre et que l'on verse le liquide limpide dans un tube contenant de la liqueur bleue de Fehling ou de Barreswill, cette liqueur bleue prendra une teinte vert-bouteille. En chauffant à l'ébullition la teinte deviendra plus foncée, *mais aucun trouble notable n'apparaîtra dans le mélange.*

Si maintenant on traite de la même façon une *urine sucrée ammoniacale,* en ayant soin de prolonger l'ébullition et d'agiter le tube de temps en temps jusqu'à ce que l'on ne sente plus aucune odeur ammoniacale et qu'un papier rouge de tournesol humide, placé à l'orifice du tube ne bleuisse plus, puis qu'on mélange le liquide filtré et bien limpide avec la liqueur bleue *on verra apparaître, en chauffant, un précipité couleur café au lait ou chocolat,* d'autant plus abondant que le liquide sera plus sucré.

Nous sommes loin de garantir l'infaillibilité de cette méthode, qui est le résultat d'expériences comparatives faites avec des urines sucrées artificiellement. Nous ferons seulement observer qu'elle nous a permis de découvrir le sucre après l'avoir d'abord cherché en vain avec les liqueurs cuivriques.

La coloration que prend l'urine bouillie avec la soude, quand elle est très-foncée, est un signe presque certain de la présence du sucre. Le précipité ultérieur d'oxyde cuivrique nous a présenté des différences de coloration très-variables, que nous ne saurions expliquer. Les plus fréquentes sont celles mentionnées plus haut, et le brun marron.

Dans les cas douteux on peut faire une contre-expérience en ajoutant le fragment de soude à la liqueur bleue puis versant ensuite l'urine et faisant bouillir le tout. La réduction s'opère avec dégagement d'ammoniaque. Si elle n'a pas lieu — ce qui arrive souvent — ajouter de nouvelles quantités d'alcali. Il arrive quelquefois qu'à la suite d'une de ces additions successives, la réduction s'opère brusquement, avec les teintes variables déjà mentionnées.

Du reste il ne faut pas se préoccuper outre mesure de ces difficultés, car il est très-rare que l'on ait à opérer sur des urines ammoniacales.

3. Une petite quantité d'albumine n'empêche pas la recherche du sucre. On conseille aussi pour faciliter sa séparation d'ajouter au liquide albumineux, outre l'acide acétique, quelque cristaux de sulfate de soude.

C. Recherche du sucre dans l'urine.

(Voir d'abord le tableau B, *précautions à prendre.*)

1. Verser dans un tube à expériences environ 5 cent. cubes de liqueur de Fehling ; faire bouillir.	*a.* La liqueur se trouble : elle s'est altérée et n'est point convepour l'essai ; la rejeter. *b.* Le liqueur est restée limpide. Ajouter l'urine en la versant le long du tube incliné de façon à ce que les deux liquides ne se mélangent pas, et que l'urine forme une couche de 1 à 2 cent. de hauteur au-dessus de la liqueur bleue 2

Marais.

3

<table>
<tr><td>2.
Chauffer la surface de contact des deux liquides, en tournant doucement le tube entre les doigts.</td><td>Production d'un anneau jaune ocreux.............. **Sucre**.</td></tr>
</table>

Remarques. — Ce procédé ainsi pratiqué est très-sensible et très-exact. M. Méhu s'en loue beaucoup et nous nous sommes assuré qu'il décèle de faibles traces de sucre.

1. On comprend qu'il est inutile de mettre une plus grande quantité de réactif. L'ébullition prolongée une minute est bien suffisante.

2. Quand il y a beaucoup de sucre, l'anneau ocreux d'oxyde cuivreux apparaît avant que le liquide n'entre en ébullition : dans aucun cas, l'ébullition une fois obtenue, il ne faut la prolonger trop longtemps pour éviter l'action réductrice des substances organiques dont nous avons parlé.

Du reste la réaction continue pendant le refroidissement et la coloration devient plus accentuée.

Si l'on n'a point obtenu la production de l'anneau d'oxyde cuivreux, on peut affirmer que l'urine essayée ne contient point de glycose, car si par fraude ou autrement, elle était sucrée avec du sucre ordinaire, elle ne donnerait aucune réaction.

D. AUTRES PROCÉDÉS DE RECHERCHE.

1° *Par la potasse.* — (*Réaction de Moore*). On ajoute à l'urine un volume égal au sien d'une solution de potasse ; on agite pour mélanger, puis on chauffe à l'ébullition la partie supérieure du tube. S'il y a du sucre, la portion chauffée se colorera en jaune, puis en rouge brun, tandis que la partie inférieure conservera sa couleur primitive. On obtient le même résultat avec la soude.

Cette réaction est recommandée par Neubauer comme expérience confirmative.

Causes d'erreur. — Il existe plusieurs spécimens d'urine non saccharine qui, bouillis avec la potasse caustique, acquièrent une couleur vin de Madère assez foncée. En outre, les potasses du commerce contiennent des substances étrangères qui peuvent troubler la réaction.

2° *Procédé de Böttger.* — Ajouter à l'urine un peu de potasse puis une petite quantié de sous-nitrate de bismuth et faire bouillir le mélange. S'il y a du sucre en présence, l'oxyde est réduit à l'état de bismuth métallique, sous forme d'une poudre noire. On peut aussi substituer le carbonate de soude à la potasse. Outre que ce procédé est sujet à des erreurs, puisque des urines ne contenant pas de sucre ont pu donner un précipité noir, il est très-infidèle, car nous avons vu la réaction manquer avec des urines sucrées.

3° *Procédé de Maumené.* — Nous avons donné la manière de préparer le réactif. On trempe la bandelette dans l'urine sucrée ou on en met une goutte sur l'étoffe, puis on chauffe au-dessus d'une lampe ou au devant d'un foyer.

Le procédé indiqué par Odling est donné comme très-sensible ; on opère de la même façon.

On a ainsi deux réactifs en portefeuille si l'on veut. Nous n'avons jamais essayé celui préconisé par Odling ; quant a celui de Maumené, nous l'avons expérimenté avec des bandelettes de flanelle trempées dans le perchlorure. Outre que la réduction est lente à se produire, elle exige une forte proportion de sucre.

4° *Par la fermentation.* — On prend deux tubes à expérience de même calibre ; on remplit à peu près l'un d'eux d'eau distillée, dans l'autre on met l'urine à essayer préalablement filtrée. On introduit dans chacun d'eux un peu de levûre de bière. Cela fait, on place sur l'ouverture de chaque tube une rondelle en caoutchouc ou gutta-percha, d'un diamètre un peu plus grand que leur orifice. Puis plaçant le pouce sur ces rondelles, on renverse les tubes sur une soucoupe que l'on remplit de mercure, et l'on maintient les tubes à l'aide d'un petit support.

On les expose ensuite à une température de 45 ou 50° pendant quelques heures. Si l'urine contient du sucre, au contact de la levure de bière, il aura fermenté en dégageant de l'acide carbonique qui aura monté dans les parties supérieures du tube. On pourra juger alors, par comparaison, de la différence de niveau avec le tube contenant de l'eau. Quelquefois ce dernier a baissé parce que la levûre de bière, même en l'absence d'une solution sucrée peut dégager une certaine quantité d'acide carbonique.

La fermentation est une preuve sûre de l'existence du sucre, mais elle n'en indique pas l'espèce (Beale).

Pour s'assurer que c'est bien de l'acide carbonique qui s'est dégagé, on place un fragment de potasse dans le tube que l'on renverse en le maintenant fermé avec le doigt, on agite; s'il y a de l'acide carbonique, il sera absorbé par la potasse, et alors, en ouvrant le tube sous l'eau, celle-ci montera dans le tube à une hauteur d'autant plus grande qu'il y aura davantage d'acide carbonique absorbé.

E. DOSAGE.

Le seul procédé de dosage *exact* du sucre dans l'urine qui puisse être exécuté par le médecin est celui qui repose sur l'emploi de la liqueur de Fehling titrée. Nous avons indiqué la préparation de cette liqueur à l'article *réactifs*.

20 centimètres cubes de liqueur titrée sont complétement décolorés par 1 décigramme de glycose. Pour connaître la richesse en sucre d'une urine diabétique, il faut déterminer quel est le volume de cette urine qui décolore 20 cent. cubes de liqueur de Fehling, ou, ce qui revient au même, quel est le volume d'urine qui contient 1 décigramme de glysose.

Nous donnons d'après Méhu (Chimie médicale, 1870), la marche à suivre pour pratiquer ce dosage.

Tout d'abord, il faut s'assurer que la liqueur réactif est exactement titrée. Pour cela, après avoir desséché de la glycose pure à 100°, on en pèse un gramme que l'on dissout dans

200 c. c. d'eau distillée; 20 grammes de cette liqueur contiennent 1 décigramme de glycose, et doivent par conséquent décolorer exactement 20 cent. cubes de liqueur bleue. Cela fait, on remplit jusqu'au zéro une burette graduée en dixièmes de centimètres cubes avec cette solution sucrée. D'autre part, on verse au moyen d'une pipette 20 centimètres cubes de liqueur de Fehling dans un petit ballon de verre pouvant contenir 150 grammes au moins. On étend cette liqueur avec de l'eau distillée jusqu'au volume de 100 cent. cubes environ. On chauffe le ballon sur une lampe à alcool, jusqu'à ce que le liquide entre en ébullition, puis on verse goutte à goutte la liqueur sucrée de la burette dans le liquide bleu. Il se fait un trouble; l'oxyde réduit rend la liqueur violacée, tandis qu'à mesure que le liquide sucré arrive dans la liqueur bleue, celle-ci se décolore de plus en plus.

Pour faciliter la précipitation de l'oxyde de cuivre, il est bon d'ajouter à la liqueur bleue quelques grammes d'une solution concentrée de soude caustique qui augmente la densité de la liqueur.

Sur la fin de l'opération, on laisse reposer la liqueur quelques secondes, après chaque goutte versée, de façon à voir si la décoloration est complète. Pour mieux saisir l'instant précis de cette décoloration, on place le ballon entre l'œil et une fenêtre, de manière à ce que la lumière le traverse horizontalement. Si la liqueur a conservé une teinte bleue, chauffer de nouveau et recommencer à verser de la liqueur sucrée.

Avec un peu d'habitude, on décolore exactement la liqueur; si on a dépassé la quantité de solution sucrée nécessaire à la décoloration, la liqueur qui surnage l'oxyde réduit a pris une teinte jaune due à l'action de l'alcali sur le sucre en excès. Dans ce cas, il faudra recommencer l'essai.

Si l'essai est exact, la liqueur décolorée, *filtrée bouillante,* satisfera aux conditions suivantes :

1° Elle ne donnera point de précipité rouge d'oxyde cuivreux si on la chauffe avec quelques gouttes de liqueur sucrée.

On a ainsi la preuve qu'il ne reste pas d'oxyde de cuivr

réductible en solution, c'est-à-dire que la décoloration est bien complète.

2° Elle ne donnera pas de précipité rouge d'oxyde cuivreux, si on la chauffe avec quelque gouttes de liqueur de Fehling.

Ce second essai prouve que l'on n'a point versé un excès de solution sucrée.

Si la liqueur de Fehling et la liqueur sucrée ont été bien préparées, 20 cent. cubes de liqueur sucrée (200 divisions de la burette) auront décoloré les 20 cent. cubes de liqueur bleue, mais s'il a fallu 224 divisions de la burette de liqueur sucrée pour décolorer ces 20 c. c., c'est que cette quantité de liqueur bleue correspond à 0 gr. 112 de sucre. Donc, dans les essais sur l'urine diabétique, on recherchera quel est le volume de cette urine nécessaire pour décolorer 20 cent. cubes de liqueur de Fehling, et le volume trouvé contiendra 0 gr. 112 de glycose.

Pratique du dosage. — Le titre de la liqueur étant exactement déterminé par les opérations précédentes, voici la marche à suivre pour doser le sucre contenu dans un volume donné d'urine L'urine étant rendue limpide par filtration, on en mesure 10 cent. cubes dans une éprouvette graduée, et on porte son volume à 100 ou 200 cent. cubes avec de l'eau distillée, suivant qu'elle est plus ou moins riche en sucre. Autant que possible, il faut opérer sur une longue colonne de liquide, afin d'arriver à un titrage plus parfait; dans ce but, il faut faire en sorte que la liqueur ne contienne pas plus de 1 p. 100 de sucre. Si une urine contenait 105 gr. de sucre par litre, soit 10 gr. 5 pour 100, en ajoutant à ce liquide 19 fois son volume d'eau, on aurait un liquide a 1/20, contenant 1/2 pour 100 environ de glycose, ce qui rendrait l'appréciation très-exacte. Si l'urine contient moins de 1 pour 100 de sucre; il est inutile de l'étendre d'eau.

L'urine convenablement étendue d'eau, on remplit la burette divisée en dixièmes de centimètres cubes; d'autre part, on fait tomber dans le ballon de verre 20 cent. cubes de liqueur de Fehling, à laquelle on ajoute quelques cent. cubes de solution concentrée de soude caustique, puis 80 à 100 gr. d'eau distillée. On chauffe le ballon sur la lampe à alcool jusqu'à l'ébullition, puis on verse par cent. cubes d'abord, et ensuite goutte à goutte le contenu de la burette d'urine. On redouble d'attention à la fin de l'opération, en ayant soin de maintenir toujours l'ébullition quelque secondes avant d'ajouter de nouvelles gouttes d'urine, de façon à éviter de verser un excès de liquide sucré. On ne doit jamais interrompre l'opération au delà des quelques secondes nécessaires à la précipitation de l'oxyde cuivreux, sans quoi, le liquide absorbant rapidement l'oxygène de l'air, l'oxyde cuivreux rouge repasse à l'état d'oxyde cuivrique bleu, qui se redissout et colore la liqueur en bleu.

Maintenant, pour déduire *la quantité de sucre contenue dans un litre* d'urine, on fera le calcul d'après la formule suivante

$$S = \frac{t \times 1000}{n} \times \frac{V}{v}$$

S. quantité de sucre pour un litre.

t. Titre de la liqueur bleue, déterminé à l'avance.

1000. Nombre de centimètres cubes dans un litre.

n. nombre de centimètres cubes de la burette employés.

v. Volume primitif de l'urine essayée.

V. Volume de l'urine après qu'on l'a étendue d'eau distillée.

Exemple. — Supposons que la liqueur de Fehling possède le titre exact 20 cent. cubes = 1 décigr. de glycose, et que le volume d'urine primitif, 10 cent. cubes, ait été étendu de façon à donner 100 cent. cubes; il a fallu 94 divisions de la burette renferment cette urine diluée pour décolorer complétement les 20 cent. cubes de liqueur bleue. Quelle est la quantité de sucre contenue dans un litre d'urine?

Solution. Nous avons :

$$t = 0 \text{ gr. } 1$$
$$n = 9 \text{ c. c. } 4$$
$$V = 100$$
$$v = 10$$

Ce qui nous donne :

$$S = \frac{0,1 \times 1000}{9,4} \times \frac{100}{10} = 106 \text{ gr. } 38.$$

On peut faire l'essai sur 10 cent. cubes de liqueur de Fehling, c'est-à-dire sur un volume de liqueur bleue correspondant à 0,05 centigr. de glycose. Les résultats sont les mêmes et l'opération plus rapide.

Autres procédés de dosage approximatifs. Procédé de Bouchardat. Ce procédé repose sur l'emploi de l'urodensimètre; il est décrit dans le formulaire à l'article *essai des urines* et donne de très-bons résultats.

Procédé du docteur Garrod, modifié par Vogel. — Il est fondé sur ce principe, que la coloration brune que prend avec la potasse ou la soude une urine diabétique, est proportionnelle à la quantité de sucre.

La meilleure manière de procéder est la suivante : on dissout dans 40 à 50 c. c. d'eau une quantité pesée, environ 2 grammes de sucre de raisin bien desséché; on ajoute à peu près un volume double d'une lessive de potasse assez concentrée, et l'on fait bouillir pendant 10 à 15 minutes. Après refroidissement, on ajoute au liquide devenu brun foncé autant d'eau qu'il en faut pour que chaque cent. cube du mélange renferme 10 milligrammes de sucre. Avec ce liquide on forme maintenant une échelle de couleurs. Pour des recherches ne demandant pas une grande exactitude, une échelle d'un petit nombre de degrés est suffisante, et l'on peut se servir de tubes d'essai ordinaires, ayant, autant que possible, le même diamètre dans toute leur longueur. On remplit le premier de ces tubes avec un mélange formé de 1 partie du liquide précédent et 9 parties d'eau, et contenant par conséquent 10 milligr. de sucre par 10 cent. cubes. On remplit à moitié le second tube avec ce même mélange, et l'on ajoute un égal volume d'eau : on obtient alors un degré de l'échelle contenant 5 milligr. de sucre par 10 cent. cubes. Dans un troisième tube, puis dans un quatrième et dans un cinquième, on verse des liquides qui par 10 cc. renferme 3, 2, 1 milligr. de sucre, etc. Si l'on prépare une échelle composée de 10 à 12 degrés et, si l'on choisit pour cela de gros tubes de verre aussi semblables que

possible, on peut obtenir des résultats très-exacts. Lorsqu'on
fait une échelle de ce genre, on fait bouillir une quantité mesu-
rée (environ 5 c c. pour les urines riches en sucre et 10 c c.
pour celles qui n'en renferment qu'une petite quantité) de
l'urine à essayer avec le double de son volume de lessive de
potasse. Après le refroidissement, on verse le liquide dans un
vase de verre qui par la forme et la grandeur ressemble à
ceux de l'échelle précédente, et l'on ajoute de l'eau jusqu'à ce
que la couleur se rencontre avec celle de l'un des degrés de
l'échelle. Puisque l'on connaît la richesse en sucre du degré
de l'échelle, on peut maintenant calculer facilement celle de
l'urine (Vogel).

Toutefois l'échelle ne se conserve pas pendant longtemps,
mais il n'en est pas de même du liquide primitif lorsqu'on a
soin de le placer dans un endroit frais et sombre, et l'on peut
préparer rapidement une nouvelle échelle à l'aide de ce liquide.

Fermentation. — On peut encore obtenir un dosage approximatif au moyen de la fermentation : ce procédé sera surtout
commode pour étudier les variations dans la quantité de sucre
secrété.

Nous ne parlerons pas des procédés de dosage nécessitant
l'emploi d'instruments compliqués, tels que les polarimètres,
les saccharimètres.

F. — RENSEIGNEMENTS.

Etude expérimentale. — Comme on n'a pas toujours d'urines
diabétiques à sa disposition, et qu'il est très-utile de s'exercer
à manier les réactifs, il faut sucrer artificiellement des urines
normales, soit avec du miel ordinaire, soit avec des fruits
confits (figues, raisins, etc.), coupés en morceaux et bouillis
avec l'urine. On filtre, et la liqueur limpide est convenable
pour les essais.

On peut encore intervertir le sucre ordinaire. On en met un
petit fragment dans de l'eau acidulée avec un acide fort (azo-

tique, chlorhydrique) : on fait bouillir et on étend la solution avec de l'urine ordinaire. Il faut avoir soin de neutraliser avec du carbonate de soude jusqu'à ce qu'il ne se produise plus d'effervescence.

Étude microscopique des urines glycosuriques. — Les sédiments sont très-rares dans ces urines. On peut y rencontrer cependant des phosphates, des urates ou de l'acide urique.

Abandonnée à elle-même, au lieu de devenir ammoniacale, l'urine sucrée devient très-acide (elle doit cette propriété à la présence de l'acide carbonique produit par la fermentation). Si alors on l'examine au microscope, on aperçoit de petits corpuscules blancs, qui sont de véritables globules de ferment, et d'autres qui en diffèrent très-peu, et qui sont les spores d'un autre mycoderme, le *penicillum glaucum*, qui se développe sur beaucoup de liquides organiques aigris, particulièrement sur le lait.

M. de Seynes a présenté, en 1858, une note à l'Académie des sciences sur les mycodermes de l'urine diabétique. (*Journal d'anat. et de physiol.*, 1869.)

Ces mycodermes se présentent sous forme de cellules ovales et transparentes, contenant un ou deux noyaux avec ou sans nucléole, tantôt étranglés à leur milieu ou présentant un prolongement en doigt de gant. Comme forme et comme développement, elles ressemblent beaucoup à celle de la levûre de bière. (On se procure de la levûre chez tous les boulangers : elle contient toujours une certaine quantité de grains de fécule, qu'il ne faut pas confondre avec les globules de la levûre ; on les met en évidence avec une goutte de solution d'iodure de potassium ioduré.) Si la fermentation est avancée, on trouve aussi des filaments enchevêtrés, résultat du développement des mycodermes.

Signification du sucre dans l'urine. — Le sucre dans l'urine n'intéresse le médecin praticien que lorsqu'il s'y trouve en quantité très-notable, pendant un long temps et sans interruption.

Dans ce cas, on doit diagnostiquer la glycosurie.

L'usage exclusif du sucre ordinaire comme aliment ne donne point lieu, comme on pourrait le croire, à des urines sucrées. (Brouardel, Thèse d'agrégation, 1869, p. 21.)

Étudier le chlorure de sodium et les autres sels dans l'urine glycosurique.

§ 3. — *Bile*.

On peut constater dans l'urine la présence anormale de deux éléments de la bile qui s'y trouvent simultanément ou isolément. Ce sont :

1º Les matières colorantes ou pigments biliaires ;

2º Les acides biliaires.

1º Recherche des matières colorantes de la bile.

L'urine qui contient des matières colorantes biliaires présente une teinte jaune verdâtre particulière et tache le linge en jaune. Si elle contient des éléments anatomiques en suspension (épithéliums, pus, cylindres urinaires), ces éléments seront colorés en jaune intense. Le sédiment de phosphates est très-commun dans ces urines, qui sont souvent alcalines au moment de l'émission, comme nous l'avons constaté. La coloration jaunâtre des cristaux de phosphate ammoniaco-magnésien, signalée par les auteurs, n'est pas constante.

A. *Procédé général de recherche.*

Verser dans l'urine claire de l'*acide acétique* ordinaire ; s'il y a des pigments biliaires, apparition d'une coloration verte *persistante*, d'autant plus foncée qu'il existe une plus grande quantité de matière colorante dans l'urine.

Cette réaction est très-nette, et après l'avoir expérimentée comparativement avec celle de l'acide azotique, nous lui donnons la préférence. En effet, elle est aussi sensible, elle ne donne point de jeux de coloration, et elle persiste longtemps, tandis que la coloration déterminée par l'acide azotique est très-fugace s'il y a peu de pigment biliaire.

L'acide azotique a encore l'inconvénient de donner des réactions analogues avec une foule de composés organiques qui peuvent se trouver accidentellement dans l'urine. On sait, en effet, que ce réactif produit des colorations diverses, en présence de l'alcool, des huiles essentielles et de beaucoup d'alcaloïdes.

Si on verse de la *teinture d'iode* sur de l'urine ictérique, de façon à former une couche de 1 à 2 centimètres d'épaisseur, on verra apparaître, à l'union des deux liquides, un anneau vert foncé passant au rouge. Cette réaction est beaucoup moins sensible que les deux précédentes.

B. *Procédé de recherche spécial pour la bilirubine.*

Si les essais précédents ont été infructueux, on peut encore découvrir dans l'urine des traces légères de bilirubine (cholepyrrhine) en agitant successivement avec du *chloroforme* de grandes quantités d'urine, et en ayant soin de décanter à chaque fois la portion épuisée. La bilirubine étant très-soluble dans le chloroforme est retenue par ce liquide, qui prend alors une couleur jaunâtre et un aspect laiteux dû à l'agitation. Quand cette teinte jaunâtre est suffisamment accusée, on décante une dernière fois l'urine qui surnage, et l'on prend une goutte de solution chloroformique qu'on laisse évaporer sur une plaque de verre. Le résidu, examiné au microscope, montrera, s'il existe de la bilirubine, des cristaux d'un jaune rouge qui, humectés sous le microscope avec de l'acide azotique, donneront des changements de couleur (vert, bleu, rouge, violet, jaune). Cette opération n'est pas sans inconvénient pour l'objectif du microscope dont le cuivre est attaqué par les vapeurs d'acide azotique. Ces cristaux sont solubles dans les alcalis.

On peut aussi verser simplement l'acide azotique sur le chloroforme, et observer s'il se produit les colorations voulues.

Ce procédé est indiqué par Neubauer.

S'il existe de la biliverdine dans l'urine, elle ne sera point isolée par le chloroforme, parce qu'elle est insoluble dans ce réactif ; mais, dans ce cas, l'essai avec les acides l'aura dénoncée.

2° Recherche des acides biliaires.

La recherche des acides biliaires est basée sur la réaction dite de Pettenkofer. Ces acides, en présence de l'acide sulfurique et du sucre, donnent une coloration rouge très-intense.

Malheureusement, il y a un certain nombre de causes d'erreurs L'*albumine* donne une réaction analogue, ainsi que plusieurs huiles essentielles.

Il faut donc opérer sur de l'urine non albumineuse ou débarrassée de cette substance par coagulation et filtration.

Voici le procédé de recherche le plus simple et en même temps le plus exact. Au dire de Petiteau (Thèse, 1869), il est employé avec succès par M. Charcot.

Procédé de Pettenkofer, modifié par Neukomm.

On se sert d'acide sulfurique dilué (une partie d'acide pour 4 d'eau). On mêle dans une capsule de porcelaine et on évapore au bain-marie quelques gouttes de la substance à examiner (urine, bile), une goutte de l'acide sulfurique dilué et une goutte d'une solution de sucre. Lorsqu'il y a des acides biliaires, on voit apparaître, au bord du liquide évaporé, la belle coloration violet-pourpre caractéristique de la réaction de Pettenkofer.

D'après les recherches de Bichoff, cette réaction ne se produit qu'en présence des acides biliaires, elle n'est déterminée ni par l'albumine, ni par la graisse.

On pourrait encore simplifier en remplaçant la capsule par un verre de montre chauffé doucement et lentement au-dessus d'une lampe. L'écueil à éviter est une évaporation trop brusque, qui donne lieu à la formation de matières noires masquant la réaction.

RENSEIGNEMENTS.

Matières colorantes de l'urine ictérique. — Dans l'ictère, la biliverdine et la biliprasine prédominent dans l'urine. La biliprasine est de la biliverdine plus une molécule d'eau. Il est probable que cette transformation a lieu dans le sang lui-même, car cette substance n'est point un produit de la sécrétion normale du foie. Si l'on injecte de la bilirubine dans les veines, on produit un ictère et l'on retrouve de la biliprasine dans l'urine. (Hardy, chimie biologique.)

Signification. — Pendant l'été, on peut rencontrer des traces de pigments biliaires dans l'urine de personnes en bonne santé ; de même qu'à cette époque de l'année, on observe une coloration jaunâtre des sclérotiques chez beaucoup de personnes.

Au point de vue du diagnostic de l'ictère, la recherche des matières colorantes de la bile dans l'urine est rarement utile, excepté dans des cas douteux. La coloration des téguments se montre un peu après le passage des pigments biliaires dans l'urine ; mais elle persiste alors qu'ils sont disparu.

Acides biliaires. — Dans les urines ictériques on ne trouve que peu ou point d'acides biliaires (acides taurocholique, glycocholique et leurs dérivés). On les a rencontrés dans l'atrophie aiguë du foie (Kuhne, Neukomm, Hoppe), dans la pneumonie, sans coexistence de pigments biliaires. En résumé, il y a encore très-peu de recherches sur cette question.

§ 4. — *Sang.*

L'urine peut être mélangée avec du sang en nature, qui s'y retrouve alors avec ses éléments et ses caractères distinctifs, ou être simplement teintée par les matières colorantes du sang (hémoglobine et ses modifications).

Voir le tableau I, *Recherche*, pour le diagnostic du sang dans les urines.

Remarques. — A. La division que nous avons établie sur la différence de coloration de l'urine n'est peut-être pas irréprochable, mais elle nous paraît très-pratique. En effet, cette coloration, rouge sang quand elle est due à ce liquide, s'accompagne de la présence de globules sanguins en plus ou moins grande quantité dans l'urine. La coloration brune, au contraire, demande un autre mode d'investigation, parce que, lors même qu'il y aurait des globules sanguins dans l'urine, ils seraient en voie de destruction et méconnaissables au microscope. Elle est toujours due à un commencement de décomposition, que celle-ci s'opère dans la vessie ou au dehors.

1. L'urine colorée en rouge sang par l'hémoglobine dissoute ne contient pas de globules sanguins. Outre l'essai par l'acide chlorhydrique (ou un autre acide minéral), il faut aussi l'essayer d'après B.

Les matières colorantes étrangères qui passent dans l'urine et qui peuvent faire croire à la présence du sang, sont nombreuses et imprévues.

Je citerai seulement le fait suivant que nous avons observé avec le Dr Chappare, pendant que nous remplissions par intérim les fonctions d'interne en chirurgie à l'hôpital Cochin. Un de nos amis était venu nous voir. Pris du besoin d'uriner, il s'aperçut, non sans effroi, que son urine était rouge sang. Recueillie et examinée, cette urine était parfaitement limpide, acide et d'un rouge sombre. Traitée par l'acide chlorhydrique, la teinte devenait rose clair. Evidemment elle ne contenait pas de sang. Il s'agissait d'une matière colorante étrangère. Notre ami, tranquillisé, nous dit qu'il n'avait absorbé aucune substance médicamenteuse ; mais, environ une heure auparavant, il avait bu un verre de la liqueur apéritive connue

Tableau I. — Recherche du sang dans l'urine.

A. L'urine refroidie a une couleur rouge de sang.	1. Elle est transparente.	*a.* Ajoutez quelques gouttes d'acide chlorhydrique.	α. La coloration devient plus foncée.	**Matières colorantes du sang** (voir B).
			β. La couleur s'éclaircit.	*Matières colorantes étrangères* (rhubarbe, sené, etc.).
	2. Elle est légèrement trouble.	Laisser reposer jusqu'à séparation d'un dépôt, puis examiner ce dépôt d'après.. 3		
	3. Il y a un sédiment rouge.	*a.* Au microscope on reconnaît que ce dépôt est cristallin ou amorphe; en le chauffant dans un tube il se redissout.		*Urates, Acide urique.*
		b. Le microscope montre des globules sanguins; le dépôt est insoluble par la chaleur.		**Sang.**
B. L'urine refroidie est brun-rouge, noir brun ou noir d'encre.	*a.* Elle n'est point sédimenteuse et l'examen microscopique n'y fait point découvrir de globules sanguins. Faire bouillir l'urine seule ou additionnée d'un peu d'acide acétique.	α. Formation d'un coagulum rouge-brun.		**Matières colorantes du sang** (Hémoglobine et produits de décomposition.

sous le nom de bitter, mélangée de curaçao. Telle était évidemment l'origine de la coloration anormale et inquiétante de l'urine. Avec l'infinie variété de matières colorantes dont on fait usage actuellement pour falsifier les boissons et les liqueurs, il faut s'attendre à des surprises de ce genre. Le médecin doit en être prévenu, parce qu'il peut être appelé à donner son avis sur des cas semblables.

2. Si la quantité de sang est très-petite, l'urine ne présentera qu'un trouble léger, et il sera nécessaire de laisser longtemps reposer l'urine pour trouver les globules sanguins. Ceux-ci, pendant l'été surtout, s'altèrent très-rapidement dans l'urine : il faudra donc en examiner le dépôt dès qu'il commencera à se former.

3. Le sédiment rouge plus ou moins foncé, accompagnant une urine rouge sang, n'est pas rare dans les affections chroniques du foie (cirrhose) et à la dernière période des affections du cœur (affections de l'orifice mitral). Ce sédiment, composé d'urates et d'un peu d'acide urique, se distingue nettement par ses caractères microscopiques, sa solubilité à chaud ou par l'addition d'une lessive alcaline. S'il y avait des phosphates terreux, ils resteraient insolubles, et on les reconnaîtrait sans aucune difficulté au microscope.

Quand à l'urine elle-même, on s'assurera si elle contient ou non de l'albumine. — Si elle en contenait, il y aurait albuminurie.

4. Lorsque ce sédiment rouge est constitué par du sang, on reconnaît les globules caractéristiques au microscope. L'étude des globules sanguins étant la première que l'on doive faire quand on possède un microscope, nous n'avons pas besoin d'insister beaucoup.

Caractère des globules sanguins dans l'urine. — Quelques-uns deviennent dentelés sur leurs bords ou prennent un aspect mamelonné ; d'autres, gonflés, de façon à ne plus présenter l'aspect concave, au moins sur l'une de leurs faces (ce gonflement est surtout très-général et très-marqué dans les urines

ammoniacales); la plupart ne subissent pas d'altération.
(V. fig. 3.)

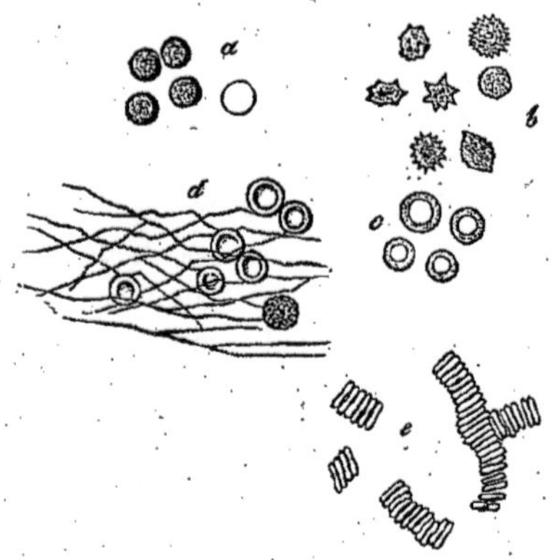

Fig. 3. — *a*. Globules gonflés et devenus vésiculeux par l'action
de l'eau. — *b*. Globules framboisés, dentelés, tels qu'on les rencontre quelquefois dans l'urine. — *c*. Globules desséchés. —
d. Globules englobés dans des filaments de fibrine, mais présentant l'aspect normal. — Globules empilés.

Le diamètre des globules sanguins est de 0^{mm}007 millièmes.
C'est un bon caractère pour les reconnaître, parce qu'il est
très-constant.

Action des réactifs. — *Action de l'eau.* — L'eau, ajoutée aux
globules sanguins, les fait gonfler et les pâlit si l'action se
prolonge; puis ces éléments se ramollissent, deviennent complétement vésiculeux et transparents, et ne tardent point à
disparaître. — Si on ajoute alors une goutte de solution concentrée de sulfate de soude, ils redeviennent visibles, mais
sont déformés et plus ou moins anguleux.

Action des alcalis. — Une solution de ces alcalis au $\frac{1}{10}$ dissout très-rapidement les globules. Si la solution est très-con-
centrée, les globules ne sont pas attaqués : ils sont seulement
énormément rapetissés.

Action des acides. — L'acide acétique ordinaire pâlit les globules sanguins, au point qu'ils deviennent à peine visibles. L'acide nitrique les ratatine et les colore en vert (Kœlliker).

Action des réactifs colorants. — Ils sont sans action sur les globules, en tant que matières colorantes.

La *bile* dissout les globules sanguins.

Nota. Dans le cas où l'on aurait à examiner des urines sanguinolentes, dont la provenance serait douteuse, on saura que les corpuscules sanguins du chien sont les seuls qui aient, à peu de chose près, les mêmes dimensions que les nô-tres. Le sang des animaux de boucherie contient des globules plus petits que ceux de l'homme (cochon, 0,006; cheval et bœuf, 0,0056; mouton, 0,005; lapin, 0,0069 (Kœlliker) (1).

Recherche de l'albumine dans l'urine contenant du sang. — Toutes les fois que l'on trouvera des globules sanguins en quantité, l'urine renfermera de l'albumine provenant du sérum du sang. (Faire cette recherche d'après les procédés indi-qués page 49.)

B. — Cette coloration particulière de l'urine se montre, soit que l'urine contienne du sang en nature et qu'elle ait subi un commencement de décomposition, soit qu'elle contienne seulement de la matière colorante du sang, l'hémoglobine, qui s'est décomposée, et qui, par l'ébullition, donne de l'hé-matine et des substances albuminoïdes qui se coagulent. On peut, après avoir obtenu le coagulum, le faire bouillir avec de l'alcool contenant de l'acide sulfurique : le liquide se colore en brun rouge.

De ces expériences on peut conclure que l'urine contient en dissolution des matières colorantes du sang.

II. — RENSEIGNEMENTS.

Signification de la présence du sang dans les urines. — Toute urine qui renferme des globules sanguins contient aussi de la

______

(1) Voy. les figures du Dict. de Nysten, art. Hématies.

fibrine et de l'albumine, parce que ces substances font partie intégrante du sang. Ce n'est donc que lorsqu'on trouverait une quantité de fibrine (voir Fibrine, p. 54), ou d'albumine peu en rapport avec celle du sang contenu dans l'urine, que l'on pourrait admettre une exsudation anormale de fibrine ou d'albumine.

La présence du sang dans les urines indique qu'une hémorrhagie a eu lieu en un point quelconque de l'appareil urinaire. Cette remarque n'est point applicable aux femmes. Chez ces dernières, en effet, soit qu'elles aient leurs règ'es, soit qu'elles soient atteintes de métrorrhagies, il est très-fréquent de trouver du sang dans les urines.

Lorsque, outre ces globules sanguins, on trouve des cylindres urinaires, on peut songer à une hémorrhagie rénale.

Quelquefois le sang se présente dans l'urine, sous forme de petits caillots nageant dans un liquide peu coloré : nous avons observé cette particularité chez un jeune homme atteint de catarrhe vésical, de cause inconnue. Il est probable qu'il se faisait à la surface de la muqueuse vésicale de petites hémorrhagies intermittentes.

Quant à la présence des matières colorantes du sang dans l'urine, sans globules sanguins, voici ce qu'en pense Vogel :

« Le passage de l'hématoglobuline (Vogel désigne ainsi la combinaison de l'hématine avec la substance albuminoïde du globule sanguin, la globuline) dans l'urine peut être expliquée de la manière suivante : dans l'organisme des corpuscules sanguins sont continuellement décomposés par suite de la métamorphose de la matière, et par conséquent de l'hématoglobuline est mise en liberté. Lorsque la métamorphose de la matière suit une marche normale, cette hématoglobuline, dont la quantité devenue libre dans le sang est toujours peu considérable, est à son tour transformée. La globuline sert à la nutrition des muscles et des autres tissus protéiques et est enfin éliminée du corps sous forme d'urée et d'acide urique : l'hématine est également modifiée, et elle finit probablement par être séparée de l'organisme sous forme de pigments urinaire et biliaire, de telle sorte que, lorsque la métamorphose de la matière suit son cours normal, il ne passe jamais d'hématoglobuline dans l'urine. Mais lorsque, par des influences pathologiques, des proportions très-considérables de globules sanguins sont subitement décomposées, la quantité d'hématoglobuline qui se trouve alors dans le sang est si grande qu'elle ne peut pas tout entière subir la transformation normale indiquée plus haut; et, dans ces circonstances, une partie de l'hématoglobuline passerait inaltérée dans l'urine, absolument comme nous voyons d'autres substances, ne se trouvant pas ordinairement dans l'urine (par exemple le sucre, les matières biliaires, peut-être aussi l'albumine), apparaître dans ce liquide lorsque le sang en renferme un excès.

Signification. — L'apparition de l'hématoglobuline dans l'urine est importante pour le médecin à un double point de vue.

1. Elle indique qu'il s'est produit une décomposition pathologique trop abondante de globules sanguins. Il peut ici se présenter deux cas que l'on doit bien distinguer dans la pratique :

a. La cause de la décomposition du sang est *temporaire*; les suites ordinaires se bornent à la perte d'une quantité plus ou moins considérable de globules sanguins : le pronostic est favorable.

b. La cause de la décomposition du sang est *permanente* : il se produit alors une véritable dissolution de sang qui met la vie en danger. Le pronostic est défavorable ou au moins douteux. C'est ce que l'on observe dans des cas de scorbut intense, de typhus avec dissolution du sang, dans les fièvres septiques.

2. Nous savons, d'après les observations de Meckel, Heschl, Frerichs, et surtout d'après les belles recherches de John Planer, que dans certains cas et très-probablement lorsqu'une grande quantité d'hématoglobuline est devenue libre, un

pigment granuleux peut s'accumuler dans le sang, et, en bou-
chant les vaisseaux capillaires, notamment ceux du cerveau,
avoir des conséquences fâcheuses. Il semble donc utile de con-
seiller, relativement au pronostic dans les cas de ce genre,
d'examiner aussi le sang au microscope, pour savoir si, par
hasard, il renferme le pigment indiqué plus haut.

C'est aussi sur la destruction rapide et anormale des globules, avec accumulation des matières colorantes dans le
sang, que M. Gubler a étayé sa théorie de l'ictère *héma-
phéique*.

§ 5. — *Fibrine.*

La fibrine se montre : 1° dans l'urine sanguinolente, soit
sous forme de caillots plus ou moins volumineux, englobant
des globules sanguins et des leucocytes, soit à l'état de coa-
gula incolores, tantôt solides, tantôt gélatineux. Quelquefois
le coagulum fibrineux est assez considérable pour qu'il ne
soit pas possible de lui donner le sang contenu dans l'urine
comme seule origine. Vogel cite l'observation d'une femme
atteinte de maladie de Bright, dont l'urine donnait lieu, quelques heures après l'émission, à un coagulum fibrineux, coloré
en rouge très-pâle, qui se formait au fond du vase. Ce coagulum renfermait trop peu de globules sanguins pour qu'on ne
fût pas fondé à admettre une exsudation anormale de liquide
fibrineux (plasma sanguin).

2° Dans certains cas de cystite cantharidienne consécutive
à l'application de larges vésicatoires, on trouve dans l'urine
des lambeaux de pseudo-membranes, ou des pellicules fibri-
neuses grisâtres, souvent accompagnées de mucus vésical, de
leucocytes et de quelques globules sanguins.

Caractères microscopiques. — La fibrine coagulée possède
des caractères un peu différents, suivant son degré d'ancienneté. Peu après sa coagulation, elle présente un aspect fibrillaire très-net, plus ou moins feutré et légèrement granuleux.
Puis, au bout de quelque temps, la disposition fibrillaire dis-

paraît. La fibrine se montre alors sous forme d'une matière amorphe, granuleuse, avec ou sans disposition lamelleuse et stratifiée, ou bien elle se sépare en petits fragments granuleux, fendillés, et le plus souvent polyédriques, irréguliers, à angles mousses.

Diagnose. — On pourrait prendre pour de la fibrine certains filaments de mucus nageant dans l'urine, et qui présentent aussi l'aspect fibrillaire ou strié. Dans le doute, on traitera par l'acide acétique, qui ne modifie pas l'aspect du mucus (il exagère plutôt la striation), tandis qu'il gonfle la fibrine, la rend gélatiniforme et transparente, ce qui permet d'apercevoir les éléments anatomiques (épithéliums, leucocytes, globules sanguins) qu'elle a emprisonnés pendant sa coagulation.

§ 6. — *Graisse.*

Nous ne dirons que très-peu de chose sur la présence de la graisse dans l'urine. Ce phénomène a été peu étudié et demande de nouvelles investigations.

La graisse se montre dans l'urine :

1º Sous forme d'yeux analogues à ceux qui flottent sur le bouillon. Cette apparence peut être due aussi au mélange de l'urine avec les huiles essentielles. Il suffit de se rappeler que la graisse fait sur le papier des taches ne disparaissant pas par la dessiccation, tandis que les taches produites par les huiles essentielles disparaissent par la chaleur. La présence de la graisse, dans ce cas, se rattache toujours à une cause accidentelle (cathétérisme, urines recueillies dans vases malpropres, simulation, etc.) ;

2º Sous forme de gouttes ou de granules tenus en suspension dans l'urine ou renfermés dans des épithéliums des produits d'exsudation (cylindres urinaires). Elle indique une dégénérescence graisseuse des reins ou du revêtement épithélial de l'appareil urinaire, ou encore un excès de graisse dans le sang (Claude Bernard).

Les urines dites *chyleuses* doivent leur aspect laiteux à une certaine quantité de graisse tenue en suspension. Elles peuvent renfermer aussi des éléments anatomiques. Nous n'avons eu qu'une seule fois l'occasion d'examiner au microscope l'une de ces urines. Elle contenait de fines granulations graisseuses, quelques leucocytes et une grande quantité de spores d'espèce indéterminée. Cette dernière particularité était due probablement à un commencement d'altération de l'urine.

Un bon moyen de s'habituer à reconnaître la graisse dans l'urine est d'examiner ce liquide après l'avoir fortement agité avec un peu de lait.

CHAPITRE II

Sédiments urinaires.

Art. 1er. — Des sédiments urinaires en général.

On donne le nom de sédiment au dépôt qui se forme par la précipitation de quelques-unes des substances tenues en dissolution ou en suspension dans l'urine. D'où aussi le nom de *dépôt urinaire*.

On donne le nom de *nubécule* ou *énéorème* à un léger nuage floconneux grisâtre, formé par le mucus urinaire tenant en suspension divers corpuscules, et apparaissant pendant le refroidissement de l'urine dont il altère la transparence. (Voy. mucus, épithéliums.)

A. *Manière de procéder à l'étude des sédiments*. — L'urine sédimenteuse peut être trouble au moment même de son émission (sédiments organisés, pus, sang et sédiments phosphatiques), ou parfaitement claire et se troubler peu d'instants après qu'elle est au dehors (sédiments d'urates). Dans les deux cas, on laissera l'urine déposer dans un vase, conique de préférence ; mais tout autre vase est convenable, pourvu qu'il soit *propre* et pas trop large. En effet, si le vase n'a pas été nettoyé avec soin, les divers corps étrangers qu'il contient se mélangeront au dépôt urinaire et seront autant de causes d'erreurs. Aussi faut-il toujours, par une étude préalable, s'habituer à reconnaître au microscope les diverses poussières, les poils d'animaux, les fibres textiles de nos vêtements et du linge, les grains de sable, les globules graisseux de l'huile, etc.

Dans les hôpitaux, on trouve très-fréquemment des grains de fécules mélangés aux dépôts, et souvent même en quantité considérable, comme nous l'avons encore vu tout récemment. Ils proviennent le plus souvent de la poudre d'amidon que l'on emploie comme topique dans une foule de cas. Il faut s'attendre à les rencontrer dans l'urine des femmes. Il y a un réactif qui permet de les reconnaître avec certitude, c'est l'eau iodée, qui les colore en bleu ou violet foncé (1). (Pour la formule de ce réactif, voyez p. 69).

Lorsqu'on peut faire l'examen du dépôt sur place, il suffit d'en prendre une goutte au fond du vase avec une pipette, et de l'examiner au microscope. Si l'on doit le transporter au loin, il est très-commode de se servir de petits tubes à échantillon bien bouchés, dans lesquels on met quelques gouttes du dépôt, et sur lesquels on écrit à l'encre le nom du malade d'où provient l'urine. Pour empêcher l'altération ou la putréfaction du dépôt ainsi conservé, il suffit de le recouvrir d'une petite couche d'huile qui l'isole du contact de l'air, et de remplir exactement le petit tube. On peut encore y mettre une parcelle de camphre ou un peu d'eau phéniquée au 1/1000ᵉ.

Dans les cas ordinaires, l'examen rapide du dépôt au lit du malade, avec le microscope portatif, sera suffisant. (V. p. 14.)

Souvent il sera indispensable de faire deux examens d'une même urine sédimenteuse, l'un peu de temps après l'émission, l'autre vingt-quatre heures après.

Quand on étudie un dépôt, il faut toujours être renseigné sur son degré d'ancienneté.

B. *Division des sédiments.* — Il est absolument illusoire de vouloir classer les sédiments d'après leur couleur, leur solubilité par la chaleur ou dans certains réactifs, ou encore d'après la réaction acide ou alcaline de l'urine, et de tirer de ces différents caractères des moyens de les distinguer entre eux. Con-

(1) Voy. sur les fécules les figures du Dictionnaire de Nysten, art. Fécule. — Tardieu, Étude médico-légale sur l'empoisonnement, p. 72. — Robin, Traité du microscope, art. Fécules, etc.

clure de la couleur d'un sédiment à sa composition, c'est s'exposer à des erreurs quotidiennes. C'est pourquoi, quelles que soient l'autorité et la compétence de Golding Bird, nous ne considérons point comme d'un usage pratique les tableaux qu'il donne pour la diagnose des sédiments, lesquels supposent que l'on a affaire à un sédiment type d'urates, ou de phosphates, ou d'oxalates, etc.; mais non à des proportions diverses de ces éléments mélangés ensemble et formant un sédiment unique, qui, au lieu d'avoir un caractère chimique distinctifs, présentera les caractères divers des éléments qui le composent.

Nous procéderons autrement, en nous plaçant dans les conditions habituelles de la pratique. On prend une goutte du sédiment, on l'examine au microscope; que voit-on? Ce que l'on voit, ou ce que l'on peut voir, nous le dirons dans le tableau I : *Analyse micro-chimique générale d'un sédiment*, indiquant les caractères physiques et chimiques élémentaires qui peuvent permettre de porter un diagnostic provisoire sur la nature des éléments que l'on a sous les yeux. Ce diagnostic, on le vérifiera en se reportant, d'après les renvois, aux caractères détaillés de chaque corps, exposés séparément dans l'étude des sédiments en particulier.

. Mais ce n'est pas tout. On ajoute une goutte d'acide acétique, dans le but, par exemple, de constater la solubilité des cristaux de phosphate ammoniaco-magnésien. Si ces cristaux existent seuls dans la préparation, la réaction est très-nette : tout disparaît. Mais ce n'est point ainsi que les choses se passent habituellement. Ces cristaux sont mélangés d'autres éléments cristallisés, amorphes ou organisés, que l'acide acétique dissout, modifie ou respecte. Alors la réaction, loin de nous éclairer, augmente notre indécision ; et si nous n'avons point parfaitement présente à l'esprit l'action de ce réactif sur tous les corps qui peuvent se rencontrer dans un sédiment, nous sommes obligés de nous livrer à des recherches longues, ennuyeuses et souvent même infructueuses, sur les propriétés chimiques de chaque corps pris en particulier.

Pour lever cette difficulté, dont nous avons trop souvent
apprécié la réalité, nous résumons, sous forme de tableau
facile à consulter, l'action des réactifs usuels sur les éléments
qui composent ordinairement les sédiments. Pour conserver
à ces tableaux leur caractère pratique, nous en avons éliminé
les substances rares, ou qui ne se rencontrent qu'accidentellement dans les dépôts, à titre de matières étrangères, par
exemple.

Avant ces tableaux nous donnons, comme renseignement, la composition des sédiments d'après la réaction de
l'urine et les caractères chimiques les plus simples de quelques-
uns d'entre eux.

C. *Composition probable d'un sédiment d'après la réaction de l'urine.*

*Urine acide. Sédiments généralement colorés en rouge plus ou
moins foncé.* — *Urates*, acide urique (toujours en petite quantité), oxalate de chaux (id.), phosphate de chaux (id., souvent
cristallin ou en petits sphérules noirs, isolés ou groupés), acide
hippurique (très-rare), cystine (id.), tyrosine (id. dans urines
contenant des pigments biliaires).

Corps organisés divers.

*Urine alcaline. Sédiments généralement colorés en blanc
plus ou moins sale.* — *Phosphate ammoniuco-magnésien.
Phosphate de chaux.* Oxalate de chaux (en petite quantité),
urate d'ammoniaque et de soude (en globules noirs hérissés
d'épines).

Mucus, pus, corps organisés divers.

Les dépôts d'urates et d'acide urique sont les seuls solubles
à chaud ou par l'addition d'une lessive alcaline (soude, potasse).

Les dépôts de phosphates et de carbonates sont les seuls qui,
insolubles à chaud et par l'addition d'une lessive alcaline, se
dissolvent dans l'acide acétique. Les carbonates se dissolvent

avec effervescence. (Notez que cette effervescence peut être
due au carbonate d'ammoniaque de l'urine alcaline : c'est le
cas le plus fréquent : si elle était due au carbonate de chaux on
verrait, en répétant la réaction sous le microscope, des bulles
de gaz suinter de la surface de petits corps noirâtres).

D. *Analyse chimique complète d'un sédiment*. — Lavez le dépôt
dans un verre à pied avec une petite quantité d'eau distillée
froide, et à plusieurs reprises jusqu'à ce que le liquide surna-
geant decanté soit incolore. Puis traitez le dépôt comme s'il
s'agissait de la poudre d'un calcul. (Voyez tableaux d'analyse
des calculs urinaires.)

E. Analyse micro-chimique générale d'un sédiment.

Manière de procéder. — On prend avec une pipette une goutte
du sédiment que l'on veut étudier et on la dépose sur la lame
de verre porte objet; il y a toujours avantage à l'étendre avec
un peu d'eau distillée ou d'urine claire, afin de donner plus de
transparence à la préparation ; on mélange doucement le liquide
additionnel et le dépôt avec la pointe d'une aiguille bien propre
ou une petite pointe de bois, puis on recouvre d'une lamelle
de verre mince. Jamais le liquide ne doit dépasser les bords
de la lamelle, accident qui arrivera certainement aux commençants, qui, dans les examens microscopiques, ont une tendance
marquée à mettre un excès de la substance à étudier. Dans ce
cas on essuie rapidement la plaque de verre et on reprend une
plus petite quantité de dépôt. Il faut se rappeler que moins on
en met sur la plaque, mieux cela vaut : en délayant suffisamment la gouttelette, les différents corps s'isolent et l'observation devient infiniment plus facile et plus nette.

On commence à étudier avec un grossissement de 300 diam.
que l'on remplace par un de 500 pour bien observer certains
éléments très-petits : dans notre tableau général, nous n'avons
pas manqué d'indiquer le grossissement auquel il faut avoir
recours, pour certains cas particuliers.

Addition des réactifs. — On peut suivre deux procédés : ou bien l'on insinue entre la plaque et le verre mince, l'extrémité pointue d'un triangle de papier buvard (papier à filtre), en même temps que du côté opposé on dépose une goutte du réactif. Le papier absorbant le liquide par capillarité il s'établit un courant allant du point où l'on a déposé le réactif, vers le papier. On peut ainsi observer ce qui se passe et suivre l'action chimique qui peut avoir lieu. Ce procédé est délicat, il demande beaucoup d'habitude pour être bien exécuté ; mais dans certains cas douteux il est vraiment précieux. Il a l'inconvénient de déplacer les divers éléments qui composent la préparation mais on peut les suivre en déplaçant graduellement le porte-objet.

Un autre, beaucoup plus expéditif, consiste à traiter sur la plaque une gouttelette du dépôt par un *excès* de réactif, à recouvrir le tout du verre mince, puis à examiner le résultat au microscope : quand par une observation préliminaire on s'est rendu compte de ce que pouvait contenir le dépôt, qu'on se rappelle la forme des corps observés, on voit bien s'ils ont disparu ou s'ils ont été modifiés.

Il ne faut jamais employer l'acide azotique sous le microscope ; et le plus rarement possible l'acide chlorhydrique. Ces acides détériorent très-rapidement la monture en cuivre des objectifs. Si l'on en avait fait usage, on aurait soin d'essayer immédiatement l'objectif avec un linge fin ou une peau de gant.

Quand on emploie les réactifs colorants, il faut toujours attendre quelques instants, pour laisser le temps aux divers éléments de s'en imprégner.

Tableau I. — CORPS NON ORGANISÉS.

Corps nettement cristallins.	Cristaux très-volumineux, généralement isolés, transparents, à arêtes vives. Forme typique en couvercle de cercueil. Solubles dans l'Ac. acétique.	**Phosphate ammoniaco-magnésien** (voy. p. 86).
	Cristaux volumineux, mais généralement groupés, toujours colorés en jaune ou brun, à surface souvent fendillée, à contours très-foncés. Insolubles dans Ac. acétique.	**Acide urique** (voy. p. 75).
	Cristaux très-petits (plus petits qu'un leucocyte), isolés, très-transparents et très-réfringents, à arêtes vives, forme octaédrique, souvent en enveloppe de lettre (employer grossissement de 400 diamètres). Insolubles dans Ac. acétique.	**Oxalate de chaux** (voy. p. 89).
Corps amorphes.	Granules arrondis ou ovales, à contours foncés, noirâtres, isolés, ou réunis 3 ou 4 ensemble en étoile, en grains de chapelet, etc. Granules très-pâles, beaucoup plus petits, très-transparents et difficiles à apercevoir, toujours réunies par plaques irrégulières ponctuées (aspect le plus commun). Solubles dans Ac. acétique.	**Phosphate de chaux** (voy. p. 83).

	Grains arrondis, isolés, à stries concentriques ou rayonnées (quelquefois les deux ensemble) plus ou moins opaques et noirâtres.	Idem, mais avec dégagement de bulles de gaz qui suintent de leur surface.	**Carbonate de chaux** (voy. p. 111)
Corps amorphes.	Petits granules jaunâtres de volume variable, tantôt très-petits et disposés en séries ramifiées comme des brins de mousse (sédiments récents), tantôt plus volumineux sous forme de globules à contours noirs, à centre jaune, réunis en masse comme des œufs de grenouille ou bien isolés et hérissés de pointes (sédiments anciens).	Solubles dans Ac. acétique (lentement) avec apparition au bout de quelques instants de tablettes incolores d'Ac. urique.	**Urates** (voy. p. 70).
	Granulations très-fines, isolées, agitées d'un mouvement de tourbillon (mouvement Brownien).	Insolubles dans Ac. acétique.	**Granulations moléculaires** (voy. p. 106)

Tableau II. — CORPS ORGANISÉS.

	Globules toujours ronds, à contours lisses ou crénelés, sans noyau, le plus souvent présentant une dépression centrale, jaunâtres, isolés, ou réunis en piles, ou englobées dans filaments de fibrine ou de mucus.	Gonflés par acide acétique faible, ou recroquevillés et prenant un aspect framboisé, non colorés par le carmin.	**Globules sanguins.** (V. p. 50)
A forme cellulaire arrondie ou ovale.	Globules ronds ou ovales, à contours peu accentués, à contenu blanc grisâtre, granuleux ou nucléolé, isolés ou réunis en masses et alors polygonaux, souvent englobés dans mucus et allongés.	Pâlis par l'acide acétique qui fait apparaître dans leur intérieur 2 à 3 nucléoles (général. 3) Colorés par le carmin.	**Leucocytes.** (V. p. 101.)
	Globules ronds ou ovales, très-petits, très-réfringents, présentant quelquefois 1 ou 2 nucléoles brillants ou des expansions verruqueuses sur leur contours, isolés ou réunis en chapelet (gross. 500).	Non modifiés par ac. acétique. Non colorés par carmin. Les nucléoles ou l'intérieur de la cellule se colorent en jaune brun par l'eau iodée.	**Spores.** (V. p. 108.)
	Très-petits corpuscules ovales, réfringents, hyalins, munis d'un filament délié, très-long.	Non modifiés par les réactifs.	**Spermatozoïdes.** (V. p. 104.)
A forme variable volume plus considérable que les précédents.	Arrondis, cylindriques fusiformes, ou polygonaux, à contenu très granuleux ou, le plus ordinairement muni de un ou plusieurs noyaux.	Pâlis par ac. acét. qui fait apparaître nettement le ou les noyaux en les déformant. Colorés par le carmin, surtout les noyaux.	**Épiteliums.** (V. p. 97.)

5

Corps organisés.

Cylindriques.	Volumineux (gross. 120) plus ou moins longs, à aspect variable, quelquefois tordus ou ondulés.	**Cylindres urinaires.** (V. p. 27)
Cylindriques.	Tr.-courts et tr.-petits (gross. 500) transparents, le plus souvent agités de mouvements oscillatoires.	Non modifiés par ac. acétique qui ralentit ou arrête les mouvements.	**Vibrions bactéries** (V. p. 107)

Filaments très-minces, plus ou moins ramifiés ou entrecroisés.	Non modifiés par l'acide acétique......................	**Algues - champignons.** (V. p. 106)
	Pâlis par acide acétique, l'aspect fibrillaire disparait et fait place à une masse amorphe gonflée, transparente.	**Fibrine.** (V. p. 154)
	Rendus plus évidents par ac. acétique qui leur donne un aspect ponctué ou strié.	**Mucus.** (V. p.92)

Remarques. — Il ne faut pas confondre avec ces divers filaments les tubes, cloisonnés ou non, qui proviennent des fibres textiles du linge et des vêtements et qu'on rencontre à chaque instant dans les préparations.

Les grains de fécule se présentent sous forme de corps arrondis, ovales, ou polygonaux, très-réfringents, à stries concentriques ou à dépression centrale punctiforme, linéaire ou étoilée, etc, mais toujours colorés en bleu foncé par l'eau iodée. (Voy. pour le diagnostic des fécules Robin, Traité du microscope, 1871, p. 842.— Tardieu, Etude médico-légale sur l'empoisonnement, 1867, p. 72. — Dict. de Nysten, art. Fécule, etc. Voy. aussi Beale, Des dépôts urinaires et des calculs, trad. Ollivier et Bergeron, 1865, p. 51, pl. vii, matières étrangères accidentelles des urines).

La graisse, sous formes de globules très-réfringents, de dimensions variables, se rencontre accidentellement mais très rarement dans les sédiments (voy. Graisse, p. 55).

Tableau III. — ACTION de l'Ac. ACÉTIQUE.

Ajoutez à la préparation une goutte d'acide acétique : il faut toujours qu'il y en ait un excès.

Vont disparaître

Phosphate ammoniaco-magnésien.

Phosphate de chaux (se dissout plus lentement que le précédent).

Carbonates, avec dégagement de bulles de gaz qui suintent de leur surface. Ne pas confondre avec le dégagement de gaz que l'on a souvent, en traitant sous le microscope, une urine ammoniacale par l'acide acétique : dans ce cas, les bulles naissent au milieu du liquide et sont très-grosses.

Urates, temporairement, seront remplacées bientôt par tablettes d'acide urique. — Dissolution lente.

Seront modifiés

Pâlis

Epithéliums : les noyaux, s'ils existent, deviennent plus évidents, mais difformes.

Certains cylindres urinaires. — Epithéliaux. Ceux recouverts d'urates.

Fibrine : gonflée, aspect fibrillaire disparaissant.

Pâlis avec apparition de 2 ou 3 noyaux. — *Leucocytes.*

Pâlis et recroquevillés, quelquefois cependant gonflés. — *Globules sanguins.*

Restent sans modificat.

Acide urique.

Oxalate de Chaux.

Spores, algues, filaments végétaux.

Spermatozoïdes, vibrions, bactéries.

Granulations moléculaires.

Peuvent apparaître

Cristaux d'*Ac. urique*, provenant des urates ; alors, en tablettes incolores, transparentes, souvent disposées en séries longitudinales.

Stries ou ponctuation sur filaments de mucus.

Tableau IV. — ACTION DE LA POTASSE AU DIXIÈME.

Ajoutez à la préparation, par le procédé du papier, (v. p. 62), un excès de solution de potasse (1 gramme pour 10 d'eau distillée).

Vont disparaître	Corps non organisés	*Urates*, dissolution d'autant plus lente qu'ils sont plus anciens. *Ac. urique*, dissolution lente, dont on peut suivre les progrès.
	Corps organisés	*Globules sanguins*; on les voit éclater et se dissoudre instantanément. *Leucocytes*, pâlissent et se dissolvent rapidement. *Noyau des épithéliums*, idem. *Cylindres urinaires*, id. Dans les cylindres granuleux, les granulations sont dissociées et nagent dans le liquide de la préparation. *Fibrine mucus*, idem.
Seront modifiés	*Épithéliums*	Les noyaux disparaissent; en même temps, la cellule pâlit, se gonfle et devient vésiculeuse, ses contours sont alors si peu accusés qu'on ne les voit qu'à l'aide de la lumière oblique. — Les épithéliums pavimenteux sont ceux qui résistent le mieux à l'action de la potasse.
Restent sans modificat.	Corps non organisés	Phosphate ammoniaco-magnésien. Phosphate de chaux. Carbonate de chaux. Oxalate de chaux.
	Corps organisés	Spores, vibrions, bactéries (mouvements arrêtés). Spermatozoïdes. Filaments végétaux. Granulations moléculaires.

Action des réactifs colorants. — Ceux dont on se sert habituellement sont la teinture ammoniacale de carmin, le picro-carminate d'ammoniaque et l'eau iodée.

La teinture de carmin se prépare en faisant dissoudre quelque grains de carmin dans un peu d'ammoniaque; puis on étend avec de l'eau distillée. On laisse le flacon débouché, sous cloche, pour laisser évaporer l'ammoniaque, ou bien comme nous avons l'habitude de le faire, on neutralise la solution avec quelque gouttes d'acide acétique, jusqu'à ce que la teinture n'ait plus qu'une odeur ammoniacale très-faible. Il se précipite dans les deux cas un peu de carmin qu'on laisse au fond du flacon ; lorsque la solution sera sur le point d'être épuisée, on dissoudra ce dépôt avec quelque gouttes d'ammoniaque, et on continuera comme ci-dessus.

Le picro-carminate se prépare en mélangeant la teinture ainsi préparée avec une solution d'acide picrique (solution saturée) dans l'eau distillée, jusqu'à ce que le mélange prenne une teinte sirop de groseille.

L'eau iodée se prépare en dissolvant 5 à 10 centigr. d'iode dans 30 gr. d'eau distillée, dans laquelle on a dissous au préalable 15 à 30 centigr. d'iodure de potassium. (Robin.)

Le carmin colore les épithéliums et les leucocytes non granuleux en rose ; la couleur se fixe surtout sur les noyaux. Les corps non organisés ainsi que les éléments végétaux (spores, bactéries, etc.) ne se colorent pas. Si après avoir coloré certains éléments avec le carmin on ajoute une ou deux gouttes d'acide acétique dilué (au 1/10ᵉ) à la préparation, la couleur se fixe exclusivement sur les noyaux et devient plus éclatante.

Le picro-carminate colore les noyaux en rose tendre et le reste de la cellule en jaune. La fibrine, le mucus, les cylindres urinaires hyalins se colorent en jaune. Cette coloration ne persiste qu'à la condition de laisser les éléments dans le picro-carminate ; si on ajoute de l'eau ou de l'acide acétique la couleur jaune disparaît.

L'eau iodée colore indistinctement tous les éléments organisés (épitheliums, leucocytes, cylindres urinaires, etc.), en jaune verdâtre, cellules et noyaux ; on ne l'emploie sous le microscope que pour reconnaître les fécules qu'elle colore en bleu intense, et les éléments végétaux (spores, filaments d'algues, de mucédinées, etc.), dont elle colore le contenu en jaune brun, tout en respectant l'enveloppe. Elle immobilise les infusoires en colorant leurs cils, ce qui les rend faciles à observer.

Art. II. — Des sédiments urinaires en particulier.
Sédiments non organisés.

§ 1er. — *Urates.*

Les dépôts d'urates sont de tous les plus fréquents. Ils sont généralement colorés en rose tendre, rouge brique ou rouge brun. Les sédiments blancs sont rares. Ce sont les urates qui laissent sur les parois des vases un enduit adhérent, plus ou moins rouge, quelquefois blanc.

· A. *Caractères des sédiments d'urates.* — Ils sont solubles à chaud ou par l'addition d'une lessive alcaline, et donnent comme l'acide urique pur *la réaction de la murexide* (voir acide urique, p. 76).

Si en chauffant un sédiment d'urates dans un tube, il ne se dissout pas complétement, c'est qu'il est mélangé de sels insolubles (phosphates terreux) ou d'élément organisés (pus, sang, etc.).

Dans ce cas on filtrera l'urine bouillante, et le liquide filtré abandonnera par le refroidissement un sédiment d'urates, débarrassé des substances étrangères.

B. *Composition des sédiments d'urates.* — Les uns disent en voyant un sédiment rouge d'urates : c'est de l'urate d'ammoniaque, les autres, c'est de l'urate de soude. Les auteurs eux-mêmes ne sont pas d'accord et ce que Donné, dans son atlas, figure comme de l'urate d'ammoniaque amorphe, Robin et Verdeil le représentent comme de l'urate de soude.

Certes, nous n'avons aucune autorité pour intervenir dans le débat; mais, en analysant ces sédiments d'urates par la méthode indiquée à la fin de ce travail pour la recherche des urates dans les calculs (voyez tableaux d'analyse des calculs urinaires, p. 154, 2e *partie*), nous avons toujours reconnu la présence de l'ammoniaque, de la soude, et quelquefois de traces de chaux et de magnésie. C'était la soude qui existait en plus grande quantité. Ces résultats que nous avons obtenus encore tout récemment sont entièrement conformes aux recherches de Heintz (cité par Beale). Bence Jones a trouvé, au contraire, que les sédiments d'urates étaient généralement composés d'acide urique (94 0/0), de potasse (3 à 5), et de soude et d'ammoniaque (1 à 3).

En présence de ces contradictions, nous sommes fort embarrassés pour rapporter à tel ou tel urate les formes microscopiques que nous avons observées.

C. *Caractères microscopiques des urates.* — Si le sédiment est récemment déposé, les urates se présentent en petits granules amorphes, irréguliers, souvent réunis en plaques ou en traînées ramifiées comme des brins de mousse. Si le sédiment est ancien on observe d'autres formes, soit des globules jaunes ou bruns à contours foncés, isolés ou groupés, soit des amas étoilés, soit des sphérules hérissés de pointes, comme des châtaignes. Pour la détermination de ces urates, nous adopterons les caractères donnés par Neubauer et que nous allons reproduire.

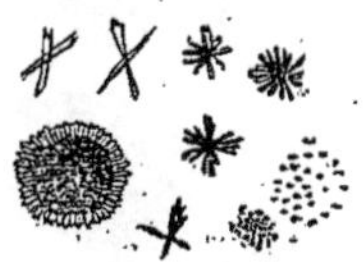

Fig. 4. — Urate acide de soude. — Les amas amorphes sont ceux qu'on rencontre le plus ordinairement dans les dépôts récents.

1. *Urate acide de soude* (fig. 4). — Il apparaît généralement sous forme de grains amorphes irréguliers et très-petits. Préparé artificiellement en dissolvant de l'acide urique dans

une solution chaude de phosphate de soude ordinaire, il se présente en cristaux microscopiques prismatiques, qui habituellement se réunissent en groupes étoilés. Quelquefois on le trouve dans l'urine sous des formes analogues, à la fin de la fermentation alcaline. L'examen microscopique montre quelquefois des formes très-compliquées dans cette période de transition de la fermentation; les cristaux d'acide urique séparés pendant la fermentation acide, ont déjà commencé à se dissoudre en quantité plus ou moins grande, et ils sont bordés par de beaux groupes de cristaux prismatiques d'urate de soude; en même temps on remarque des globules striés concentriquement, qui sont placés à côté des cristaux prismatiques et qui consistent probablement en urate d'ammoniaque. Une urine de ce genre rougit encore faiblement le tournesol. Lorsque la fermentation a fait des progrès et même lorsque l'urine a acquis une réaction neutre, ont voit aussi quelquefois des groupes prismatiques d'urate acide de soude, mais maintenant ce sel est accompagné par de beaux cristaux volumineux de phosphate ammoniaco-magnésien.

2. *Urate acide de potasse.* — Il se trouve aussi fréquemment dans les sédiments d'urates et sous tous les rapports il est analogue au sel de soude.

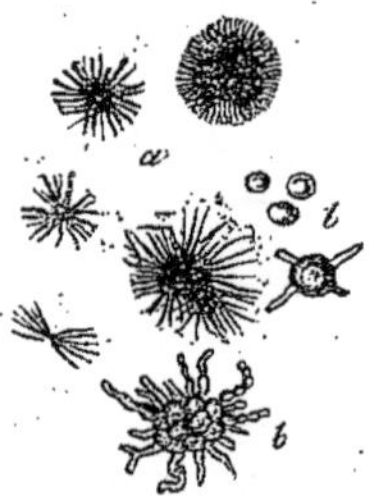

Fig. 5. — Urate acide d'ammoniaque. — Les formes *b*, *b*, globules isolés ou groupés ou hérissés de pointes sont très-communes : quelquefois on trouve en même temps les formes *a*. — Ce dépôt renferme toujours de la soude en quantité : c'est donc en réalité un urate de soude et d'ammoniaque.

3. *Urate acide d'ammoniaque* (fig. 5). — Il se rencontre surtout dans l'urine alcaline, mélangé avec les phosphates terreux. Au microscope, il paraît en masses globuleuses, opaques, qui sont entourées de pointes fines semblables aux piquants d'un hérisson. Si on ajoute à la préparation une goutte d'acide chlorhydrique on voit apparaître très-promptement les cristaux bien connus d'acide urique. Il est très-soluble dans l'eau chaude mais se précipite par le refroidissement. En le traitant par une lessive alcaline, il dégage de l'ammoniaque.

4. *Urate acide de chaux.* — Il ne se rencontre que rarement et en petite quantité : il forme une poudre blanche, difficilement soluble dans l'eau, qui, lorsqu'on la chauffe au rouge, laisse du carbonate de chaux.

F. Diagnose micro-chimique des urates.

1° Chauffer sur une plaque de verre une goutte de sédiment, additionnée d'une goutte d'acide azotique faible; à mesure que le liquide s'évapore, on voit apparaître un cercle rougeâtre, qui, traité par une goutte d'ammoniaque, la plaque étant refroidie, passe au rouge pourpre ou violet (réaction de la murexide).

2° Traiter sur la lame porte-objet, une goutte de sédiment par une goutte d'acide chlorhydrique ou acétique : recouvrir de verre mince et examiner au microscope : on verra apparaître des cristaux d'acide urique.

E. *Séparation des urates.* — Traiter une goutte du dépôt d'urates (débarrassé des éléments étrangers s'il en contenait) par une goutte d'acide chlorhydrique, et laisser évaporer sur la lame de verre, sous globe. Quand l'évaporation est terminée, en examinant au microscope les cristaux qui se sont formés on trouve :

1° Des cubes (ou des octaèdres) de sel marin et de chlorure de potassium, si le sédiment contenait des urates de soude et de potasse (v. fig. 12 p. 135 et pl. I, fig. IV.)

2o Des arborisations élégantes de chlorhydrate d'ammoniaque, s'il renferme de l'urate d'ammoniaque (en laissant évaporer spontanément une goutte de salive limpide, on observe très-bien ces arborisations de chlorhydrate.)

3o Des cristaux d'acide urique (v. fig. 6. p. 75). Tandis que les deux premiers sels seront dissous par une goutte d'eau ajoutée à la préparation, les cristaux d'acide urique resteront inattaqués.

(Pour la séparation des urates et des autres sédiments cristallins, voyez art. Phosphates terreux tableau D, p. 87.)

D. Renseignements.

Signification des dépôts d'urates. — On sait que les sédiments d'urates apparaissent par suite d'influences très-variées. Un léger écart de régime, une fatigue anormale, une secousse nerveuse quelconque, suffisent pour déterminer un dépôt de ce genre.

Nous donnons le tableau suivant, emprunté à Golding Bird et qui résume assez bien les conditions dans lesquelles peuvent se produire les sédiments d'urates :

A. Destruction des tissus plus rapide que leur entretien par les éléments azotés, comme dans..	Fièvre, inflammation aiguë, rhumatismale. Phthisie.
B. Provision d'azote dans l'alimentation plus considérable que celle nécessitée pour la réparation et le remplacement des tissus, comme dans..............	Usage excessif d'une diète animale; ou la quantité de nourriture restant la même, avec trop peu d'exercice corporel.
C. Quantité de neurriture azotée n'étant pas en excès, mais les fonctions digestives étant incapables de l'assimiler.	Tous les degrés de la dyspepsie.

D. Les conduits cutanés servant aux excrétions azotées, étant obstruées, les reins sont chargés de compenser le défaut de cette fonction. | Tous ou presque tous les degrés des maladies accompagnées d'un arrêt dans la perspiration.

E. Congestion des reins sous la dépendance de causes locales. | Coups ou fatigue des reins, maladies de l'appareil génital.

§ 2. — *Acide urique.*

Nous donnons, sous forme de tableau, les caractères chimiques importants de l'acide urique. Nous allons compléter ici ce que nous avons à dire sur cet acide.

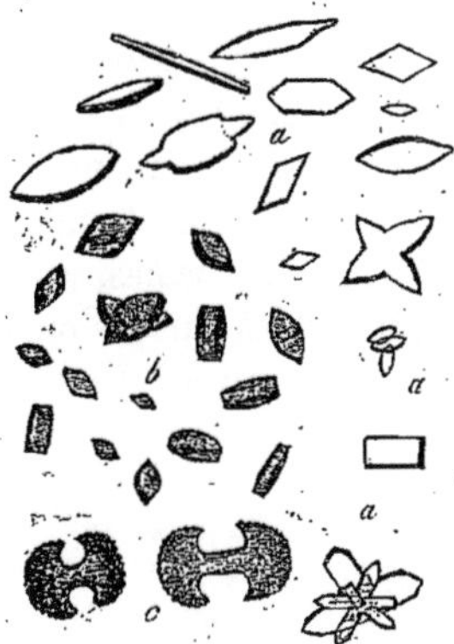

Fig. 6. — Acide urique. — *a*, Cristaux obtenus en traitant les urates sous le microscope par l'acide acétique ou chlorhydrique. — *b*, Formes les plus habituelles dans les sédiments : cristaux toujours colorés en jaune ou brun. — *c*, Cristaux connus sous le nom de Dumbbel's, forme très-rare.

A. *Caractères microscopiques.* — On obtiendra de l'acide urique en traitant un peu d'urine par quelques gouttes d'acide acétique ou chlorhydrique, et laissant reposer douze heures; ou sous le microscope, en traitant un sédiment d'urates par une goutte d'acide. Les acides déplacent l'acide urique de ses combinaisons avec les bases alcalines, et le précipitent en cristaux jaunes ou bruns plus ou moins volumineux.

Les formes cristallines observées au microscope sont variables (fig. 6). Une énumération de ces variétés serait inutile. Chacun les rencontrera dans le courant de ses études. On devra toujours s'assurer de leur identité par les épreuves suivantes :

1° Cristaux ne disparaissant pas par l'addition d'une goutte d'acide acétique ou chlorhydrique (les urates, au contraire, ainsi que les phosphates, disparaissent).

2° Ajoutez ammoniaque, soude ou potasse, les cristaux disparaissent et sont remplacés par des groupes étoilés ou des amas amorphes, ou des sphérules noirs à centre jaune, qui sont les formes caractéristiques des urates de ces bases. Pour que cette expérience réussisse, il faut employer des solutions alcalines très-affaiblies et laisser évaporer spontanément.

3° *Contre-épreuve*. — Remettre de l'acide acétique; dissolution des urates précédemment formés, réapparition, au bout de quelques instants, de tables carrées ou losangiques, incolores, d'acide urique.

Tableau I. — ACIDE URIQUE. — *Caractères chimiques.*

CARACTÈRES CHIMIQUES		
1° Calcination au rouge.	Pas de résidu.	
	Un léger résidu noir (charbon poreux azoté). (Neubauer.)	
2° Solubilité.	*a.* Insoluble dans l'eau froide ; un peu soluble dans l'eau bouillante.	
	b. Insoluble dans l'acide chlorhydrique étendu.	
	c. Soluble dans la potasse : si l'on ajoute un léger excès d'acide, des cristaux se déposent.	
	d. Soluble dans les alcalis.	
3° Action des alcalis.	Trituré avec des alcalis caustiques, forme des composés onctueux et *ne dégage pas d'ammoniaque.*	
4° Action de l'ac. azotiq. concentré.	Se dissout *avec effervescence* et forme une bouillie cristalline.	
	Explication de la réaction	Ac. urique se dédouble : Alloxane, qui forme la bouillie cristalline. Urée ...... qui donnent Ac. carbonique. Azote. — Ac. azotique .... Ac. azoteux
	Causes d'erreurs : *Urates* .... *Carbonates*	Se dissolvent également avec effervescence, ainsi que le phosphate ammoniaco-magnésien calciné. (Beale.)
5° Action de l'ac. azotiq. dilué. *Murexide.*	En chauffant et évaporant doucement à siccité, reste *résidu rouge*, qui, traité par quelques gouttes d'ammoniaque, devient pourpre ou rouge violet (murexide, purpurate d'ammoniaque). Si on recherche des traces d'acide urique, éviter de mettre un excès d'ammoniaque ; approcher une baguette de verre trempée dans cet alcali et souffler les vapeurs ammoniacales sur le résidu. — La *caféine* donne la même réaction.	
	Action de la potasse	Le même résidu, traité par la potasse, donne une couleur violette qui disparaît si l'on continue à chauffer.
6° Réaction du nitrate d'arg. (Schiff)	Dissoudre traces d'acide urique dans carbonate de soude. Toucher légèrement avec cette solution un papier sur lequel on laisse s'étaler une goutte de solution de nitrate d'argent. Il se produit une *tache foncée* (réduction du nitrate d'argent). Décèle $\frac{1}{4000}$ à $\frac{1}{500000}$ d'acide urique.	

Réaction de la murexide. — D'après les nouvelles recherches de Hardy, la coloration caractéristique de l'acide urique est due principalement à l'alloxane anhydre modifiée, puis après l'addition d'ammoniaque, à l'isoalloxate d'ammonium. (Chimie biologique, p. 453.)

B. Renseignements.

L'acide urique libre n'existe pas à l'état normal dans l'urine; mais il s'y montre sous l'influence d'une foule de causes, soit physiologiques, soit pathologiques. Rarement il constitue à lui seul un sédiment; il est toujours mélangé d'urates, au milieu desquels il apparaît en gros cristaux, isolés ou groupés, rouge brun, souvent granuleux ou fendillés.

Si l'on trouvait des cristaux d'acide urique dans une urine sédimenteuse extraite avec la sonde, on serait en droit de craindre la formation de calculs uriques.

Nous ne nous étendrons pas davantage sur la signification de l'acide urique, sujet encore très-obscur. On trouvera un résumé des travaux récents sur cette question, dans la thèse d'agrégation de Ch. Fernet (*De la diathèse urique*, Paris, 1869).

Dosage de l'acide urique. Si l'on voulait doser l'acide urique contenu dans un volume donné d'urine, on emploierait le procédé suivant, dont le seul inconvénient est d'exiger l'emploi des pesées. On prend 100 ou 200 cent. cubes d'urine claire (si elle est sédimenteuse, on chauffe le sédiment, qui se redissout; on filtre et on prend le liquide filtré), et on y ajoute 2 pour 100 d'acide chlorhydrique. On abandonne le tout, pendant vingt-quatre heures au moins, dans un endroit frais; on filtre et on recueille sur un filtre pesé. On lave le vase avec de l'eau distillée, que l'on jette ensuite sur le filtre. On lavera le précipité jusqu'à ce que les dernières gouttes de liquide filtré ne précipitent plus par l'azotate d'argent. On sèche et on pèse.

On corrige le défaut du procédé, relativement à la solubilité de l'acide urique, en ajoutant 0 gr. 0045 par chaque 100 centimètres cubes d'urine et d'eau de lavage. (Zabelin, Méhu.)

Si l'urine est très-diluée, comme chez les polyuriques, la réduire au 5ᵉ de son volume par évaporation préalable.

Si elle contient de l'albumine, coaguler celle-ci par la chaleur, ou mieux ne pas faire de dosage, qui nécessite alors diverses précautions.

Il faut toujours rapporter la quantité d'acide urique, non-seulement à un litre, mais surtout à la quantité d'urine excrétée en 24 heures.

La quantité normale d'acide urique rendue en vingt-quatre heures est en moyenne, chez les hommes, 0 gr. 64 à 0,70, et chez les femmes 0,42 à 0,56. (Ranke.)

Acide urique dans le sang. — Pour constater la présence de l'acide urique dans le sang des goutteux, on emploie le *procédé du fil*, dû à Garrod. On dépose quelques grammes de sérum dans un verre de montre, en l'additionnant d'un peu d'acide acétique; puis on immerge dans le liquide un ou deux brins de fils enlevés à une étoffe. On laisse reposer le tout dans un lieu sec pendant 36 à 48 heures, et l'on peut alors constater au microscope que des cristaux d'acide urique se sont déposés sur les filaments. On essaie ces cristaux par les procédés que nous avons indiqués.

Il paraît que ce procédé décèle $\dfrac{1}{65\,000}$ d'acide urique dans le sang.

Si on n'a pas de sang à sa disposition, on peut le remplacer par la sérosité d'un vésicatoire, pourvu qu'on ne l'ait point appliqué sur un point envahi par l'inflammation goutteuse; car le travail inflammatoire fait disparaître l'acide urique là où il existait d'abord.

Pour ces recherches, il faut toujours prendre du liquide frais.

La présence de l'acide urique dans le sang est un bon moyen de diagnostic; car il ne se trouve ni dans le rhumatisme articulaire aigu, ni même dans le rhumatisme chronique. (Garrod, Charcot.)

Mais on peut le trouver dans d'autres maladies que la goutte (coliques de plomb, maladie de Bright).

§ 3. — *Acide hippurique.*

Il existe des traces d'acide hippurique (sous forme d'hippu-
rates alcalins) dans l'urine normale. Mais il se rencontre
quelquefois dans les dépôts urinaires, où il sera reconnu et
décelé par le microscope.

A. *Caractères microscopiques des sédiments d'acide hippurique.*—
Ils se présentent sous orme de prismes rhomboïdaux; quelquefois en forme d'aiguilles. On peut les confondre avec les
cristaux de phosphate ammon.-magnésien, ou d'acide urique
(Fig. 7.)

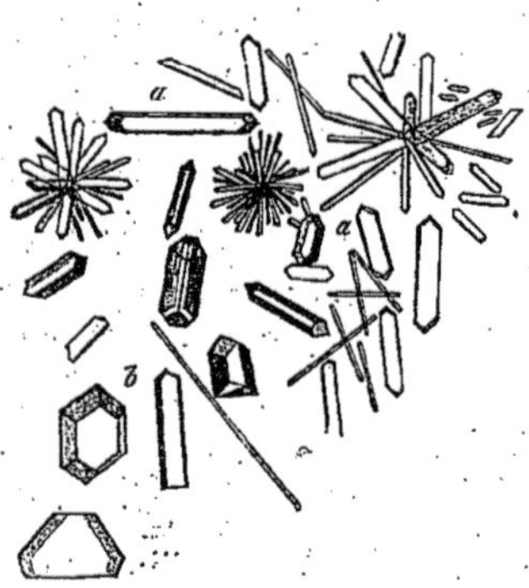

Fig. 7. — Acide hippurique. — *a*, prismes ; *b*, cristaux obtenus
par évaporation lente et rappelant ceux du phosphate ammoniaco-magnésien.

1° Ajouter une goutte d'acide acétique, qui dissout les phosphates et laisse les cristaux d'acide hippurique.

2° Si, dans le sédiment, l'acide hippurique est mélangé
d'acide urique (quelquefois des aiguilles d'acide hippurique se fixent comme des pieux sur de gros cristaux
d'acide urique (Vogel), on fait bouillir une petite partie du
sédiment avec de l'alcool, qui ne dissout que l'acide hippu-

rique. En abandonnant à l'évaporation spontanée une goutte de cette solution alcoolique, on obtient les cristaux d'acide hippurique, que l'on vérifiera d'après 3°.

3° L'acide hippurique se distinguera de l'acide urique, parce qu'il ne donne point la réaction de la *murexide*.

B. Renseignements.

Les acides benzoïque, cinnamique et quinique, se transforment dans l'organisme en acide hippurique. On retrouve encore cet acide dans les urines après l'ingestion de certains fruits (prunes, etc.)

On le cherchera aussi pendant le régime lacté et dans l'urine des diabétiques. On pourra, pour cette recherche, essayer le procédé de M. Icéry, qui consiste à précipiter l'acide urique par l'acide chlorhydrique, comme nous l'avons indiqué, et à examiner au microscope le précipité obtenu. S'il y a de l'acide hippurique, on trouvera de longs prismes incolores à quatre faces, que l'on caractérisera par les réactions mentionnés précédemment. (Icéry, thèse 1854.)

L'acide hippurique existe en grande quantité dans l'urine des herbivores, où on pourra l'étudier. Il faut prendre de l'urine fraîche, parce que, sous l'influence de la putréfaction, il se transforme en acide benzoïque, dont on retire ainsi de grandes quantités de l'urine de vache. On le trouvera dans l'urine de cheval, qu'il est très-facile de se procurer.

§ 4. — *Phosphates terreux.*

Les phosphates terreux (chaux et magnésie) existent normalement dans l'urine humaine, où ils sont tenus en dissolution, grâce à la présence de certains sels et de l'acidité de ce liquide. Quand l'urine subit la fermentation alcaline, ces phosphate. devenus insolubles, se déposent sous forme de sédiment. On les trouve aussi à l'état de dépôt dans les urines neutres ou rendues légèrement alcalines, par l'usage des eaux minérales, etc.

Quoi qu'il en soit, c'est un sédiment très-important, que l'on rencontre journellement. C'est pourquoi, pour faciliter les recherches, nous avons disposé, sous forme de tableaux, les principaux caractères communs et distinctifs des deux phosphates.

Ici nous n'avons à nous occuper que du phosphate de chaux et du phosphate ammoniaco-magnésien, qu'on rencontre seuls dans les sédiments. (Pour les autres phosphates de l'urine, leur recherche et leur séparation, voy. p. 126.)

PHOSPHATE DE CHAUX ET AMMONIACO MAGNÉSIEN.

A. *Caractères communs.*

1° Insolubles dans l'eau ;

2° Insolubles dans les liqueurs alcalines, qui par conséquent les précipitent de leurs dissolutions ;

3° Solubles dans les acides, même dans *l'acide acétique.*

B. *Caractères distinctifs.*

Phosphate de chaux.	*Phosph. amm.–magnésien.*
Rien.	Chauffé dans un tube de verre, avec lessive alcaline, il dégage de l'ammoniaque, que l'on reconnaît à l'odeur, au papier de tournesol, et avec la baguette trempée dans l'acide chlorhydrique.
Dissous dans l'acide acétique, sa solution neutralisée avec carbonate de soude, donne un précipité caractéristique d'*oxalate de chaux*, lorsqu'on y verse de *l'oxalate d'ammoniaque.*	Rien, surtout si on a pris soin d'ajouter quelques gouttes de chlorhydrate d'ammoniaque à la solution acétique.
Affectionne l'état amorphe : rarement cristallin.	Toujours cristallisé.

C. *Caractères des sédiments de phosphates.* — Les dépôts de phosphates sont toujours *blancs*, à moins qu'ils ne soient colorés par du sang. Ils sont solubles dans l'acide chlorhydrique et acétique, insolubles dans l'ammoniaque et les lessives alcalines.

En chauffant l'urine, ce dépôt n'éprouve aucun changement, si ce n'est une agglomération en petites masses. Le mucus, le pus et le sang peuvent exister en même temps dans l'urine et masquer le dépôt. Dans ce cas, voici ce qu'il faudra faire :

a. *Cas d'un sédiment de phosphates terreux mélangé de pus, de sang, ou de mucus.* — On traite le sédiment par l'acide chlorhydrique (qui dissout les phosphates plus rapidement que l'acide acétique, sans cependant les décomposer) jusqu'à dissolution complète des sels. Puis on filtre : la liqueur filtrée contient les phosphates en dissolution, tandis que les éléments d'origine organique, pus, sang, mucus, albumine, restent sur le filtre. On précipite les phosphates par l'ammoniaque et on examine au microscope. On trouvera alors le phosphate de chaux en grains amorphes très-pâles, réunis par plaques, et le phosphate ammoniaco-magnésien en étoiles ou en feuilles de fougère. Si l'on attendait quelque temps on trouverait aussi des cristaux prismatiques ordinaires. (V. Pl. I, fig. V.)

Si l'on voulait faire l'analyse chimique du précipité ainsi obtenu, on le dissoudrait dans l'acide acétique et on procéderait d'après les méthodes indiquées (voir *Recherche et séparation des phosphates*, p. 126).

b. *Caractères microscopiques.* — Les deux phosphates se trouvent le plus ordinairement ensemble dans les sédiments : rarement l'un sans l'autre. Voici les caractères distinctifs de chaque phosphate, vu au microscope.

1. *Phosphate de chaux.* (Voy. Pl. I, fig. VII et VIII.) — Il se présente à l'état amorphe sous forme de plaques irrégulières, extrêmement transparentes. Il faut même une certaine habitude pour les reconnaître au microscope : cette transparence permet aussi de distinguer le phosphate de chaux de certaines

formes très-voisines d'urates dont les granules sont un peu plus gros et surtout plus foncés.

Tel est habituellement l'aspect du phosphate de chaux dans les sédiments. Mais on le peut rencontrer sous beaucoup d'autres formes que nous allons signaler, parcé qu'elles ont été peu étudiées et qu'elles sont mal connues. La plus commune dans les sédiments est la forme en bâtonnet, ou en petites croix, ou en grains de chapelet. Ces trois variétés se montrent ensemble et résultent du groupement de petits grains de phosphate. Nous les avons encore vues tout récemment dans un sédiment d'urines bilieuses.

Du reste, nous donnons les variétés d'aspect du phosphate de chaux, telles que nous les trouvons classées dans nos notes.

Formes sous lesquelles on peut rencontrer le phosphate de chaux.

Amorphe ou en cristaux mal définis.	Petits granules pâles réunis par plaques irrégulières. Petits sphérules à contours foncés, isolés ou agglomérés	en saucisses ou grains de chapelet (3 à 4) en croix. en sablier.	
Cristallisé.	en aiguilles.	isolées. groupées	en faisceau. en balai. en éventail. en étoiles.
	en prismes aciculaires.	isolés. groupés.	

Nous avons observé les formes amorphes dans les sédiments : les formes cristallines ont été obtenues en précipitant le phosphate de chaux dans l'urine fraîche par du carbonate de soude. On obtient de cette façon un précipité amorphe auquel s'ajoute et se mélange au bout de plusieurs heures une quantité variable de cristaux. L'analyse chimique de ce précipité nous a prouvé qu'il ne contenait jamais de magnésie. Nous avons opéré d'après le procédé indiqué p. 126.

Cependant Vogel a trouvé des sédiments cristallins de phosphate de chaux tantôt seuls, — c'est le cas le plus fréquent, — tantôt mélangés avec du phosphate ammoniaco-magnésien. La grosseur, la forme et le groupement des cristaux dans le sédiment sont, dit-il, extrêmement variables. Tantôt ils sont isolés, tantôt agrégés. Quelquefois ils sont minces et en forme d'aiguilles, et alors en se croisant à angle droit et se plaçant les uns sur les autres, ils forment souvent des amas de cristaux globuleux: parfois ils sont minces et à surface parfaitement unie, et leurs extrémités se terminent par des pointes aiguës. Très-fréquemment aussi les cristaux sont épais, plus ou moins cunéiformes, et adhérent ensemble par leurs extrémités pointues de manière à décrire une portion de cercle plus ou moins considérable. L'urine qui dépose du phosphate de chaux cristallisé en grande quantité a ordinairement une couleur pâle; elle est abondante et elle a une réaction faiblement acide, mais elle devient facilement alcaline sous l'influence du mucus avec lequel elle est mêlée. D'après Bence Jones on pourrait produire à volonté ce sédiment en administrant de l'eau de chaux ou de l'acétate de chaux.

En résumé, nous ferons deux remarques générales sur les formes que peut revêtir le phosphate de chaux:

1° Lorsqu'il est amorphe il est très-transparent ou si ses granules sont foncées ils se groupent deux à deux, trois à trois, jamais plus de quatre à cinq ensemble, ce qui les sépare des granules d'urates, jaunâtres et beaucoup plus gros lorsqu'ils sont isolés, ramifiés comme des brins de mousse lorsqu'ils sont agglomérés.

2° Lorsqu'il est cristallisé, ses cristaux manifestent une grande tendance au groupement, ce qui le distingue du phosphate ammoniaco-magnésien, habituellement solitaire.

Il est bien entendu que ce ne sont point là des règles absolues et qu'il faudra vérifier leur exactitude par l'analyse mico-chimique, telle que nous l'indiquerons plus loin.

Le phosphate de chaux est celui qui se précipite lorsqu'on chauffe l'urine, ou qu'on *l'additionne d'une lessive alcaline* (soude ou potasse). Toutefois la précipitation par la chaleur seule n'a lieu que lorsque l'urine contient un excès de phosphate.

2. *Phosphate ammoniaco-magnésien.* — Ce sédiment se montre normalement en petite quantité, même dans les urines légèrement acides ou neutres, ainsi que l'ont constaté Beale et plusieurs autres observateurs. Mais il apparaît toujours dès que l'urine devient alcaline. Dans quelques maladies de la moelle épinière (paraplégie), et surtout dans les affections chroniques de la vessie on trouve des sédiments uniquement constitués par des cristaux de phosphate ammoniaco-magnésien.

Ces cristaux sont remarquables par la régularité de leurs formes et leur volume considérable. La forme en *couvercle de cercueil* est la plus fréquente : on pourrait l'appeler la forme classique. Il y a des variétés faciles à reconnaître et que chacun pourra observer. (Fig. 8.)

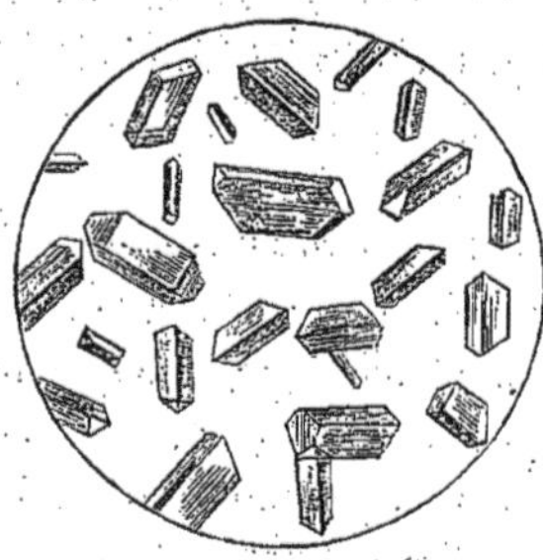

Fig. 8. — Phosphate ammoniaco-magnésien. — Formes cristallines que l'on rencontre dans les sédiments.

Lorsque ce phosphate est brusquement précipité par un excès d'ammoniaque, il revêt un aspect différent, mais non moins caractéristique : les cristaux ainsi obtenus sont désignés généralement sous le nom de cristaux en *feuilles de fougères*, qui donne une bonne idée de leur apparence. (Pl. I, fig. V.)

Les sédiments de phosphate ammoniaco-magnésien est presque toujours accompagné, comme nous l'avons déjà dit, de phosphate de chaux amorphe ou en granules: ils peuvent être encore mélangés :

1° De dépôts finement grenus d'urates alcalins blanchâtres;

2° De grains arrondis de carbonate de chaux;

3° De cristaux octaédriques d'oxalate de chaux. Nous allons indiquer le moyen de distinguer chimiquement sous le microscope ces dépôts les uns des autres.

D. *Diagnose micro-chimique des sédiments de phosphates terreux et des autres dépôts cristallins.*

Ajouter une goutte d'*acide acétique* à la préparation.	Les *phosphates terreux* se dissolvent, le phosphate de chaux plus lentement que le phosph. amm. magnés. Les *urates* disparaissent également et sont remplacés par des cristaux losangiques ou carrés d'acide urique. Le *carbonate de chaux*, s'il existe, ce qui est rare, se dissout en dégageant des bulles de gaz (1).	
	Restent dans la préparation.	Oxalate de chaux. Acide urique.
Ajouter une goutte de *carbonate de soude*.	Sont dissous.	Urates. Acide urique.
	Restent dans la préparation :	Phosphate terreux. Oxalate de chaux. Carbonate de chaux.

(1) Il ne faut pas confondre les bulles de gaz qui naissent dans le liquide de la préparation et qui sont dues à la décomposition du carbonate d'ammoniaque de l'urine alcaline par l'acide acétique, avec celles que dégagerait le carbonate. (Voyez tabl. III, p. 67.)

Il est bien entendu qu'il faut faire chaque opération isolément sur une préparation, et non point les deux successivement sur la même.

Séparation du phosphate de chaux et du phosphate ammoniaco-magnésien sous le microscope. — Cette séparation est très-difficile à exécuter dans certains cas. Voici le moyen qui nous réussit le mieux. A une goutte d'un mélange de phosphate de chaux et de phosphate ammoniaco-magnésien, on ajoute une goutte d'oxalate d'ammoniaque. Les amas amorphe de phosphate de chaux disparaissent et sont remplacés par de petits carrés d'oxalate de chaux : les cristaux de phosphate ammoniaco-magnésien ne sont pas modifiés.

E. Renseignements.

Étude des phosphates terreux. — Dans les hôpitaux on fera très-facilement cette étude sur des urines de malades atteints de catarrhe de la vessie. — On peut encore abandonner des urines normales à la putréfaction.

Pour étudier chaque phosphate isolément, traiter de l'urine normale fraîche par du carbonate de soude. On obtiendra un précipité de phosphate de chaux, qu'on laissera se déposer. Le liquide clair qui surnage traité par de l'ammoniaque en excès et abandonné plusieurs heures à lui-même donne un léger précipité de phosphate ammoniaco-magnésien en feuilles de fougère ou en étoiles, quelquefois aussi en cristaux isolés.

Si l'on traitait de l'urine fraîche par l'ammoniaque, on obtiendrait un précipité qui serait un mélange de phosphate de chaux et de phosphate ammoniaco-magnésien.

Signification des sédiments de phosphates terreux. — Ils font ordinairement connaître au médecin l'existence d'un état alcalin de l'urine et les conséquences qui en résultent, et ils lui montrent la nécessité de rechercher avec soin la cause de cet état.

Dans les cas où l'urine contient un sédiment de phosphates

terreux au moment où elle vient d'être émise, il est évident que ce sédiment a dû prendre naissance à l'intérieur des voies urinaires, et par conséquent on doit craindre la formation de calculs vésicaux phosphatiques (Vogel).

§ 5. — *Oxalate de chaux.*

L'oxalate de chaux apparaît dans les urines sous l'influence de causes diverses qui ont été surtout étudiées par Gallois (De l'oxalate de chaux dans les sédiments de l'urine. Paris 1859). Il n'existe jamais en quantité assez considérable pour former un dépôt à lui seul, mais il se trouve mélangé à d'autres sels, généralement des urates. On le reconnaît à l'aide du micros-cope, à la condition d'employer un fort grossissement (400).

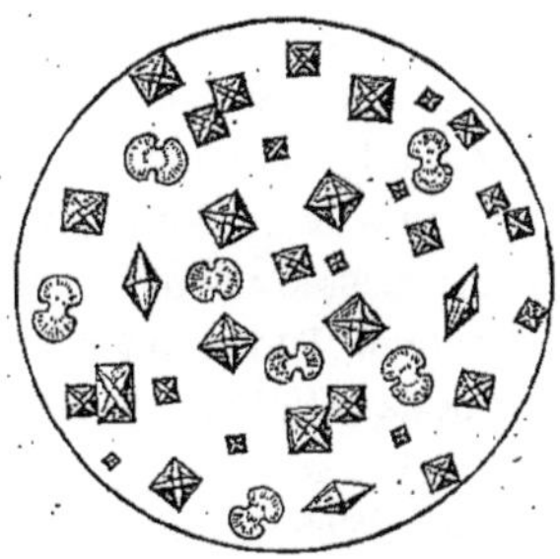

Fig. 9. — Oxalate de chaux. — Cristaux octaédriques sous leurs différents aspects, tels qu'on les rencontre dans les sédiments. — La forme en sablier est rare : elle est due à une cristallisation retardée ou empêchée.

A. *Caractères micro-chimiques.* — L'oxalate de chaux est en cristaux octaédriques, affectant lorsqu'ils sont bien réguliers l'apparence dite *en enveloppe de lettre*. (Fig. 9). *Ils sont toujours très-petits*, plus petits qu'un leucocyte. Nous en avons cependant sous les yeux qui ont $0^m,011$ et sont très-réguliers : il est vrai qu'ils sont accompagnés d'une foule d'autres, de dimensions bien moindres. Leur exiguïté permet donc, *a priori*, de-

les séparer de certains cristaux de phosphate ammoniaco-
magnésien qui leur ressemblent beaucoup comme forme, mais
qui s'en distinguent par leur volume considérable. Cette apparence en enveloppe de lettre est tellement connue de tous, que
lorsqu'on la rencontre sous le champ du microscope on n'hésite
pas à la rapporter à de l'oxalate de chaux. C'est une erreur que
nous avons commise, que nous avons vu commettre par d'autres,
et sur laquelle nous appelons l'attention. Nous répéterons pour
ces cristaux ce que nous disons pour tous les autres, il faut
toujours les vérifier chimiquement et ne pas s'en rapporter à
des apparences qui trompent les plus exercés.

Outre la forme octaédrique, l'oxalate de chaux revêt d'autres
formes plus ou moins bizares : Golding Bird a décrit sous le
nom de cristaux en sablier, des cristaux qui ressemblent tantôt
à deux reins opposés par leur concavité, tantôt à une gourde
de pélerin ; il a trouvé aussi des grains ovales, présentant une
sorte de noyau, et tout à fait analogues à certaines formes de
carbonate de chaux, qu'il a reconnu chimiquement pour de
l'oxalate de chaux. Ces cristaux divers sont toujours mélangés
aux octaédres ordinaires. Tudichum a aussi figuré d'autres
variétés. (On trouvera dans Valleix, *Guide du médecin praticien*,
5ᵉ édition, t. IV, p. 555 et suiv., des figures représentant des
formes variées d'oxalate de chaux, ainsi que beaucoup d'autres
dépôts urinaires.

Mais toutes les fois que l'on examinera de l'oxalate de chaux
dans un sédiment spontanément déposé, on trouvera très-
généralement des cristaux octaédriques ; dans ces circonstances
nous n'en avons jamais rencontré d'autres.

Diagnose chimique. — L'oxalate de chaux ne peut être con-
fondu qu'avec certains cristaux *de phosphate ammoniaco-magnésien* ou de *carbonate de chaux*. Une goutte d'acide acétique
lèvera tous les doutes. Les cristaux de phosphate et de carbonate se dissolvent (ces derniers avec effervescence) ; seuls les
cristaux d'oxalate restent inattaqués.

Quant au *chlorure de sodium* (fig. 12, p. 135) dont quelques formes ressemblent l'oxalate de chaux, il ne se trouve jamais dans les sédiments, et il est d'ailleurs soluble dans l'eau.

B. Renseignements.

Moyen d'obtenir un sédiment d'oxalate de chaux pour l'étude.— Manger de l'oseille à l'un de ses repas et recueillir les urines de la digestion. Dans l'énéorème qui se formera pendant le refroidissement, on trouvera de beaux cristaux octaédriques d'oxalate, emprisonnés dans une petite quantité de mucus.

Causes de la présence de l'oxalate de chaux dans l'urine.—1º Il provient d'aliments de nature végétale qui en contiennent (oseille, tomates, épinards, bananes, etc.) ou de médicaments, (rhubarbe, gentiane, valériane, scille, sureau, cannelle, etc.). il n'est pas toujours cristallin au moment de la miction, mais il cristallise par le refroidissement (Robin).

2o Il provient de la métamorphose de substances végétales, animales ou minérales, par exemple de l'oxydation de l'acide urique, oxydation incomplète du sucre, de l'amidon; de sels à acides organiques qui, au lieu de se transformer complétement en carbonates, passent en partie à l'état d'oxalates.

3º Il apparaît encore d'après l'ingestion des eaux alcalines, des boissons gazeuses (vin de Champagne) et à la suite de troubles de la respiration et de la nutrition; on le trouve fréquemment chez les dyspeptiques.

On s'est demandé comment l'oxalate de chaux, insoluble dans l'eau, peut pénétrer dans les reins à travers les parois des vaisseaux pour passer dans l'urine. Les recherches de Neubauer et de Modderman ont prouvé que ce sel est soluble jusqu'à un certain degré dans le phosphate acide de soude et que sa solubilité est favorisée par le chlorure de sodium et l'urée.

Signification médicale.—Si la présence des oxalates est transitoire, on recherchera l'une des causes énumérées ci-dessus; si elle est permanente il y aura oxalurie ou *diathèse oxalique.* (Voir Gallois, ouvrage cité.)

§ 6. — *Mucus*.

Il existe dans l'urine normale une petite quantité de mucus
qui s'y trouve en dissolution et lui donne la propriété de mous-
ser par l'agitation. C'est à la présence du mucus qu'est due la
formation de ce léger nuage (énéorème) qui apparaît dans
l'urine quelque temps après son émission, lorsqu'elle s'est refroidie, et qui tient en suspension des urates et des épithéliums. C'est encore le mucus qui laisse sur le filtre desséché
cet enduit brillant et vernissé, quelquefois écailleux, que l'on
aperçoit après avoir filtré l'urine.

Le mucus est sécrété normalement, mais en très-petite quantité, par la membrane muqueuse des voies urinaires et entraîné par l'urine.

A. *Caractères chimiques du mucus.* — L'élément caractéristique du mucus est la *mucine*. Dissoute dans un liquide, elle le
rend visqueux et filant ; mais ce liquide ne se coagule pas par
la chaleur, ce qui le distingue du liquide albumineux. La
mucine est précipitée de ses dissolutions par l'acide acétique,
sous forme de flocons filamenteux, analogues à de la fibrine,
et insolubles dans un excès d'acide. Les acides minéraux la
précipitent également, mais le précipité est facilement soluble
dans un excès : si même on emploie un acide concentré, la
dissolution s'opère immédiatement, et rien ne se précipite.
L'alcool précipite la mucine en flocons denses, fibreux. Les
alcalis la dissolvent.

B. *Caractères microscopiques du mucus urinaire.* — Si l'on
porte sous le microscope une petite portion du nuage floconneux en suspension dans l'urine (on se sert d'une pipette ou
de pinces fines) on découvrira avec un grossissement de 500
diamètres ou moins, des leucocytes (dits globules muqueux)
des épithéliums, quelques gouttelettes de graisse et de fines
granulations d'urates, le tout englobé dans une substance

extrêmement pâle et disposée en traînées souvent anastomo-
sées. Si maintenant on ajoute de l'acide acétique, ou, ce qui
vaut mieux, si l'on reprend une nouvelle quantité du nuage
muqueux, qu'on l'additionne d'une goutte d'acide acétique et
qu'on le soumette à l'examen, on retrouvera les mêmes éléments que tout à l'heure, mais modifiés. Deux ou trois
noyaux apparaîtront dans les globules muqueux, les épithéliums pâliront et leur noyau sera plus évident ; enfin la substance pâle se montrera fibrillaire ou finement ponctuée.
C'est le mucus dont la mucine aura été précipitée par l'acide.
Puis, au bout de quelques instants, on verra de petits cristaux
d'acide urique, carrés ou losangiques, disposés en traînées sur
les filaments de mucus.

Cette réaction de l'acide acétique est importante car elle
permet de séparer nettement la fibrine du mucus. En effet, cet
acide, qui dénonce le mucus par suite d'une action chimique
spéciale, exerce une action inverse sur la fibrine ; il la pâlit
et la fait disparaître.

Le mucus se colore légèrement par la solution de carmin.
(Il faut éviter avec soin que cette solution soit ammoniacale et
trop foncée) ; mais l'avantage de ce réactif est de mettre très-
bien en relief les épithéliums et les leucocytes. (Pour le diagnostic de ces épithéliums, voir l'article suivant: *épithéliums*)
qui retiennent la matière colorante.

Vogel recommande l'emploi de la teinture d'iode, qui non-
seulement précipite le mucus, mais lui donne une couleur
particulière.

Outre les urates, le mucus peut entraîner avec lui des cristaux
d'oxalate de chaux ou de phosphate ammoniaco-magnésien.
Ces cas sont l'exception et ne se rencontrent que dans certains
états pathologiques (voir *signification du mucus dans l'urine.*)

Etude expérimentale. — On observera parfaitement les particularités que nous venons de signaler sur des crachats muqueux ou du mucus nasal. Il est inutile d'ajouter qu'on ne
rencontrera pas de cristaux.

C. Renseignements.

Signification du mucus dans l'urine. — Quand il existe une quantité anormale de mucus dans l'urine, il forme un dépôt glaireux plus ou moins considérable, adhérent au fond du vase. C'est ce qui a lieu dans le catarrhe de la vessie; mais pour être exact, il faut ajouter qu'il se trouve mélangé de pus, rendu glaireux par l'action du carbonate d'ammoniaque qui se produit si rapidement dans l'urine des malades atteints de cette affection.

La présence d'une quantité anormale de mucus dans l'urine indique au médecin l'existence d'une irritation légère d'un point quelconque de la muqueuse urinaire. On pourra quelquefois déterminer ce point d'après la forme des épithéliums. Chez la femme, cette irritation peut avoir pour siége la muqueuse génitale. D'autres fois cet excès de mucus est sous la dépendance d'un état général (fièvres, typhus, pneumonie, etc.)

Enfin, il est une forme particulière de mucus dans l'urine sur laquelle nous devons dire un mot. Nous l'avons rencontré très-fréquemment et nous en parlons ailleurs (v. *pus*). Ce sont des filaments blanchâtres plus ou moins transparents, qui sont rendus par beaucoup de personnes avec le premier jet d'urine. Voici ce qu'en pense M. Robin (Traité du microscope, 1871, p. 587). Ils ont : de 1 à 2 ou 3 centimètres de long, et de 1 à 3 dixièmes de millimètre d'épaisseur. Du reste, le microscope en montre parfois de plus petits, invisibles à l'œil nu, dans le dépôt presque imperceptible, ou dans l'énéorème des urines normales. On en peut naturellement aussi trouver dans divers dépôts morbides. Ils sont constitués par un filament microscopique de mucus assez ferme, se gonflant peu à peu dans l'urine, ordinairement strié en long, parfois à stries nulles ou peu visibles, mais se produisant au contact de l'acide acétique. Ce mucus englobe de fines granulations, des leucocytes plus ou moins déformés et allongés, mais reconnaissables comme tels après l'action de l'acide acétique, des leucocytes sphériques, parfois des cellules épithéliales pavimenteuses, et quelquefois enfin, chez l'homme, des spermatozoïdes morts, ou même vivants, si l'urine est fraîche. Ces filaments sont rectilignes ou diversement flexueux, selon les hasards de la préparation. Ils contiennent des leucocytes en quantité variable d'un sujet à l'autre, et même de l'un à l'autre des filaments. Ces éléments sont plus nombreux chez les individus qui ont des blennorrhagies, que dans les conditions contraires, et les filaments eux-mêmes sont alors plus blancs et plus abondants.

D'un auteur à l'autre on trouve ces filaments désignés comme étant : 1° les cylindres provenant des tubes du rein; 2° plus souvent comme venant des canaux prostatiques; 3° enfin, comme venant des tubes testiculaires et épididymaires. Mais à l'état normal et même à l'état morbide, aucun de ces organes ne produit du *mucus*. M. Robin s'est assuré au contraire que ces filaments, simples ou ramifiés, sont formés de mucus uréthral accumulé entre les plis de la muqueuse, où il englobe des leucocytes, des cellules épithéliales, etc. Sur l'homme, on les trouve particulièrement dans les plis du golfe de l'urèthre ou de Lecat, à la jonction des parties membraneuses et bulbaires du canal. C'est là qu'ils englobent quelques spermatozoïdes qui sortent en petit nombre, normalement et en dehors de toute perte séminale, chez les individus qui s'abstiennent du coït pendant plusieurs semaines par une cause quelconque. Les filaments formés dans les heures qui suivent le coït en renferment aussi.

La présence de ces filaments avec des leucocytes dans l'urine des femmes, tant dans les conditions ordinaires qu'à l'état de grossesse, montrent qu'ils ne viennent pas des tubes prostatiques ni des tubes séminaux. (Robin, *loc. cit.*)

§ 7. — *Épithéliums.*

Dans l'urine normale et dans les sédiments on trouve en plus ou moins grande quantité des cellules épithéliales provenant de la muqueuse qui tapisse les voies urinaires.

Tantôt ces épithéliums sont isolés, tantôt ils sont englobés par du mucus, du sang, ou du pus.

A. *Recherche*. — On recherchera les cellules épithéliales :

1° Dans l'énéorème, ou les filaments muqueux de l'urine normale;

2° Dans les sédiments.

Dans le premier cas, les cellules épithéliales se trouvent mélangées à quelques rares globules muqueux, à des granulations d'urates (ou à des cristaux de phosphate ammoniaco-magnésien chez les personnes qui font usage d'eaux alcalines) le tout emprisonné par une petite quantité de mucus.

Dans le second, elles sont perdues au milieu des éléments organisés ou autres, qui forment la masse du sédiment. C'est alors qu'il faut traiter la préparation par l'acide acétique, qui dissoudra les phosphates et les urates (l'acide urique précipité n'apparaîtra qu'au bout de quelque temps) et éclaircira l'échantillon. Les cellules épithéliales se distinguent alors aisément des autres éléments organisés par leur forme et leur volume.

B. *Diagnose des épithéliums*. — On ne confondra pas les cellules épithéliales avec les leucocytes et les globules sanguins (beaucoup plus petits) avec les cylindres urinaires (forme spéciale, volume beaucoup plus considérable), ni avec les spores de champignons et certains infusoires volumineux (volvox).

Dans des cas assez rares, on pourrait prendre des cellules cancéreuses ou des masses tuberculeuses pour des épithéliums, et réciproquement. Mais d'autres symptômes permettent de diagnostiquer les affections cancéreuses ou tuberculeuses des voies urinaires bien avant que les éléments de ces tumeurs n'apparaissent dans les urines. Quelquefois la bizarrerie et la variété des formes cellulaires que l'on trouve dans l'urine est telle qu'il n'y a pas d'erreur possible; par exemple dans les cas de cancer de l'utérus avec propagation à la vessie.

Il est très-difficile de distinguer l'origine précise de chaque variété épithéliale que l'on rencontre dans l'urine, à cause de la diversité des formes, et des dimensions très-variables des cellules épithéliales de la muqueuse urinaire. Dans le tableau suivant, nous essaierons de classer leurs caractères distinctifs, de façon, lorsque l'on trouvera ces formes types, à pouvoir remonter à leur point de départ.

Tableau résumant les caractères typiques des cellules épithéliales que l'on rencontre dans l'urine.

1. Cellules épithéliales rondes ou ovales, un peu gonflées.	Très-grosses (0^m016 à 0^m033) à un seul noyau volumineux (0^m014 très-généralement).	*Urèthre.* *Vessie* (bas fond).
	A deux noyaux ou un noyau et granules nucléiformes (Kœlliker).	*Bassinet. Uretères.* (Couche superficielle).
	Beaucoup plus petites (0^m014 à 0^m015 environ).	*Rein* (rares à l'état isolé). *Vessie* (près du col).
2. Cellules épithéliales, lamelleuses, très-minces, polygonales.	A noyau volumineux et souvent deux noyaux et granules nucléiformes.	*Bassinet et uretères.* (Couche superficielle).
	Lamelles très-grandes (0^m022 à 0^m045) mais à noyau très-petit (0^m006).	*Vagin* et parties génitales externes. *Urèthre* (près l'orifice externe.
3. Cellules épithéliales cylindriques, ou fusiformes, ou en raquette, avec queue plus ou moins longue et plus ou moins contournée.		*Vessie. — Bassinet. — Uretères.*

Voyez des exemples de ces pithéliums, pl. I, fig. III.

Marais.   7

Ce tableau ne peut être un guide absolu pour la diagnose des épithéliums ; il existe des formes et des dimensions intermédiaires qui échappent à toute classification; nous avons surtout pour but d'indiquer quelques points de repère, permettant de se reconnaître au milieu de ces éléments si capricieux. Il ne faut pas s'effrayer des mesures : nous avons dit au commencement de ce travail, (art. *de l'usage du microscope*), combien il est facile de se servir du micromètre; d'ailleurs, en prenant comme terme de comparaison, pour un même grossissement, les dimensions d'un leucocyte ou d'un globule sanguin, il est très-facile d'apprécier avec une suffisante précision les différences de volume des cellules épithéliales.

C. RENSEIGNEMENTS.

Action des réactifs sur les épithéliums. — Tandis que l'acide acétique fait apparaître deux et le plus ordinairement trois noyaux dans les leucocytes, il met simplement en relief les noyaux des cellules épithéliales, en pâlissant le protoplasma qui les entoure.

Le carmin colore très-bien les épithéliums lorsqu'ils ne sont point trop granuleux. Un réactif d'un emploi très-élégant est le picro-carminate d'ammoniaque, qui pour cet usage se prépare comme nous allons l'indiquer. On dissout dans un peu d'eau distillée une pincée d'acide picrique, ce qui donne un liquide d'un beau jaune, puis on ajoute de la solution ammoniacale de carmin (celle dont on se sert pour les recherches habituelles), jusqu'à ce que la solution prenne une teinte groseille claire. Si l'on ajoute une goutte de ce réactif à une préparation d'épithéliums, on verra le noyau de ceux ci prendre une teinte rose tendre, tandis que le reste de la cellule se colore en jaune pâle.

Etude des épithéliums. — Nous supposons connus, bien entendu les caractères généraux des épithéliums et la structure de la muqueuse urinaire (V. Kœlliker, Histologie, p. 659 ou

l'Histologie de Frey, annotée par Ranvier); nous indiquerons
seulement un procédé très-simple pour se procurer de l'épithélium de l'urèthre, pendant la vie. Chez les individus qui ont subi
une séance de dilatation de l'urèthre par les bougies, on fait
sortir en pressant le canal une goutte laiteuse qui contient des
globules d'huile, des leucocytes, et une masse de cellules épithéliales, qui se sont détachés de la muqueuse uréthrale sous
l'influence des frottements répétés. Mais il vaut mieux introduire une bougie enduite de glycérine à une certaine profon-
deur dans l'urèthre (il est inutile de la pousser dans la vessie),
l'y laisser pendant quelques minutes, et après l'avoir retirée,
presser le canal. On obtient suffisamment d'épithélium pour
l'étude, et l'on n'a point le désagrément d'avoir des globules
de graisse. C'est sur des cellules épithéliales, ainsi obtenues,
que nous avons pratiqué nos mensurations.

Enfin, pour obtenir de l'épithélium vésical non mélangé avec
celui de l'urèthre, il suffit de pratiquer le cathétérisme et de
le chercher dans l'urine ainsi recueillie. Il est avantageux
qu'il y ait peu d'urine dans la vessie.

§ 8. — *Pus*.

La recherche du pus dans l'urine nécéssite absolument
l'emploi du microscope. Les anciens procédés chimiques sont
abandonnés avec juste raison, parce qu'ils ne donnent point de
réactions caractéristiques.

Le pus est composé d'un liquide séro-albumineux, tenant en
suspension des éléments anatomiques appelés leucocytes. Ce
sont ces éléments que l'on cherchera à découvrir dans l'urine
par l'examen microscopique, en faisant usage d'un grossissement de 3 à 400 diamètres.

Toutes les fois qu'on trouvera des leucocytes en quantité
notable dans l'urine, on pourra affirmer qu'elle contient du
pus.

Mais, de ce que l'on ne rencontrera pas ces éléments, on ne pourra pas conclure à l'absence du pus. C'est qu'en effet ils se détruisent rapidement sous l'influence de la fermentation ammoniacale de l'urine.

En pratique, il faut donc distinguer deux cas :

1° L'urine est acide ou neutre. Si elle contient du pus, elle sera trouble et laissera déposer un sédiment blanc qui, examiné au microscope, montrera des globules purulents. Dans le liquide filtré on constatera la présence de l'albumine d'après la méthode indiquée (p. 21).

Lorsqu'il n'existe qu'une très-petite quantité de pus et qu'il a été entraîné brusquement par le passage de l'urine dans les voies urinaires, il apparaît dans l'urine sous forme de filaments plus ou moins nombreux. Ce fait s'observe chez les individus atteints de blennorrhagie, et tout particulièrement chez les femmes affectées d'écoulements leucorrhéiques. Dans ces cas, nous n'avons jamais trouvé d'albumine dans l'urine, ce qui s'explique par la faible quantité de pus qu'elle contenait.

2° L'urine est alcaline et fortement ammoniacale. C'est alors qu'on est exposé à ne plus retrouver les corpuscules purulents, qui ont été convertis par le carbonate d'ammoniaque en une masse muco-gélatineuse grisâtre. On peut soupçonner la présence du pus, mais non la démontrer. Il n'est pas rare cependant de retrouver dans la masse, ou à la partie supérieure du dépôt un certain nombre de leucocytes encore reconnaissables. Ils sont toujours accompagnés de cristaux de phosphate ammoniaco-magnésien, de vibrions et de filaments appartenant à des mucédinés en voie de développement. On pourra rechercher l'albumine dans l'urine filtrée en prenant les précautions indiquées à l'article albumine (v. p. 21).

Comme cette décomposition rapide de l'urine est fréquente dans les cas d'affections chroniques de la vessie, on devra faire la recherche du pus aussitôt après la miction. Quelquefois, il est vrai, la décomposition s'est déjà opérée complétement dans

la vessie; mais alors on peut être certain que l'urine contient
du pus.

A. *Caractères microscopiques du pus dans l'urine.* — On
constate les caractères connus des leucocytes; si l'urine est
fraîche et non alcaline, ils n'ont éprouvé aucune modification
spéciale; un certain nombre sont pourvus d'un ou deux noyaux,
probablement déterminés par l'action du liquide urinaire; les
autres présentent l'aspect granuleux ou mamelonné qui leur
est ordinaire.

Leur diamètre varie entre 8 et 9 millièmes de millimètre
(0,008 à 0,009) ils sont donc plus volumineux que les globules
sanguins. D'après nos mensurations faites sur des leucocytes
formant dépôt urinaire, l'écart serait plus considérable (0,006
à 0,010).

On les trouve, soit isolés, soit réunis en groupe par du mucus; alors ils subissent des déformations variées; ils s'allon-
gent en forme de bâtonnets ou deviennent polygonaux.

Dans leur intérieur on remarque souvent des gouttelettes
graisseuses plus ou moins volumineuses et réfringentes : c'est
un signe de vieillesse; à un degré plus avancé, ils se désagrégent
et la graisse se répand librement dans le liquide. Ou bien les
globules graisseux se réunissent par groupes arrondis noirâtres,
que l'on désigne sous le nom de *corps granuleux de Gluge*
(pl. I, fig. 1. 6.).

Dans les urines ammoniacales, même faiblement, les leucocytes sont gonflés, très-pâles et montrent de un à deux noyaux.
Leur dimension peut être telle qu'ils doublent de volume et
deviennent vésiculeux, puis ils finissent par éclater et se
détruisent.

Action des réactifs. — *L'acide acétique* exerce sur ces éléments
une action considérée comme caractéristique. Une goutte ajoutée à la préparation détermine dans l'intérieur des leucocytes
la formation de deux à trois (généralement trois) petits
nucléoles arrondis ou courbés en fer à cheval, très-brillants;
tandis que le reste de l'élément est tellement pâle que son

contour devient invisible (pl. I. fig. I). — *L'ammoniaque* les dissout très-rapidement, tandis qu'elle ne fait que pâlir les épithéliums.

Les leucocytes sont sensibles aux réactifs colorants. Ils se colorent d'autant mieux qu'ils sont plus jeunes. On peut, en utilisant cette propriété, les mettre facilement en évidence au milieu d'autres dépôts qui les accompagnent, comme les cristaux et surtout les spores, qui ne retiennent point la matière colorante.

B. Renseignements.

Signification du pus dans l'urine.— Quoi qu'en dise Beale, la présence du pus dans l'urine, en quantité un peu considérable, est toujours un symptôme fâcheux. Il n'y a que chez la femme où on puisse en rencontrer d'une façon continue, sans que l'on puisse conclure à une inflammation catarrhale d'une partie quelconque de l'appareil urinaire. Dans les hôpitaux, on peut toujours découvrir l'origine de ce pus et s'assurer qu'il vient le plus souvent de l'utérus ou du vagin.

Car c'est là le point difficile. On constate du pus dans l'urine; mais d'où vient-il? Il ne rentre pas dans notre sujet de nous étendre sur ce point. Nous dirons seulement que le pus, en petite quantité, englobé par du mucus et rendu, sous forme de filaments, avec le premier jet d'urine, indique certainement une inflammation chronique de la muqueuse uréthrale et un rétrécissement en voie de formation. Pendant notre séjour dans le service de M. Maisonneuve, à l'Hôtel-Dieu, nous avons eu maintes fois l'occasion de vérifier ce fait.

La nature et l'aspect des globules de pus peuvent encore fournir quelques indications. Lorsqu'ils sont tout à fait normaux, qu'ils sont sensibles à l'action de l'acide acétique et des réactifs colorants, on peut conclure qu'on a affaire à du pus louable, de bonne nature, fourni par une phlegmasie franche de la muqueuse urinaire,

Si, au contraire, on trouve des leucocytes plus ou moins altérés, accompagnés de corps granuleux et de cellules de formes variées, en dégénérescence graisseuse, on peut supposer l'existence d'une affection tuberculeuse ou cancéreuse. Il ne faut point cependant exagérer l'importance de ces remarques.

Le pus, accompagné d'un grand nombre de cylindres urinaires, surtout si plusieurs de ces cylindres en contiennent dans leur intérieur, vient très-probablement du rein lui-même.

La cause, incontestablement la plus fréquente, d'urines purulentes est le catarrhe de la vessie.

§ 9.— *Spermatozoïdes*.

Les spermatozoïdes doivent être cherchés dans l'urine à l'aide du microscope. On emploiera un grossissement faible, que l'on remplacera par un plus fort (500 fois), lorsqu'on aura découvert des filaments ressemblant à des spermatozoïdes.

Ces éléments anatomiques sont très-faciles à reconnaître et ne peuvent être confondus avec d'autres. Dans l'urine sédimenteuse, ils se trouvent mélangés au dépôt et sont très-souvent englobés dans des filaments de mucus; dans les urines *post coïtum*, c'est ainsi qu'ils se présentent.

Dans tous les cas, lorsque les spermatozoïdes existent dans l'urine, c'est toujours en très-petite quantité, et ils peuvent échapper à la recherche. C'est pourquoi nous conseillons d'employer d'abord un faible grossissement, qui permet de passer en revue rapidement un dépôt suspect.

Un caractère remarquable des spermatozoïdes, c'est leur résistance énergique à toutes les causes de destruction. On a pu les retrouver au bout de trois mois dans l'urine putréfiée. Les acides minéraux, les alcalis caustiques, ne les attaquent qu'à chaud. L'acide acétique ne les modifie en rien. Ce réactif permettra souvent de les mettre en évidence. On emploiera aussi dans certains cas, avec avantage, une solution de soude ou de potasse au 1/10ᵉ, pour dissoudre les urates (l'acide acétique dissout les phosphates) et certains éléments organisés au milieu desquels ils passent inaperçus. Il faut savoir cependant que l'ammoniaque les attaque rapidement, même à froid.

La solution de carmin, l'eau iodée, etc., qui colorent les leucocytes et les épithéliums, sont sans action sur les spermatozoïdes.

Signification des spermatozoïdes dans l'urine. Ils signifient souvent onanisme, et, dans certains cas, ils dévoileront au médecin des habitudes inavouables qu'il ne peut que soupçonner.

Ils se rencontrent encore dans l'urine après le coït, les pollutions nocturnes; on les a observés dans l'urine de malades atteints de typhus (Vogel), et de la maladie, mal définie, désignée sous le nom de spermatorrhée, ou pertes séminales involontaires.

On ne doit jamais dire à un malade qu'on a trouvé des spermatozoïdes dans son urine. Cela suffirait quelquefois pour le rendre hypochondriaque. De nos jours, en effet, il n'est personne appartenant aux classes dites éclairées, qui n'ait lu un ou plusieurs de ces livres de physiologie et de pathologie génitale, à l'usage des gens du monde. Ces publications ineptes et dégoûtantes, dont le seul but est d'enrichir leurs auteurs en exploitant le public, exercent une influence démoralisatrice à laquelle peu de gens échappent, et dont le médecin consciencieux et instruit recueille tous les ennuis. Depuis que les gens du monde savent qu'ils ont des spermatozoïdes, et qu'ils peuvent les perdre, ils en sont constamment préoccupés. S'ils ont conservé des traces d'une ancienne blennorrhagie, ils se croient atteints de pertes séminales, et vainement vous essaieriez de les détromper. Que serait-ce si l'on avait commis l'imprudence de leur révéler la présence d'animalcules dans leur urine? Voici, d'ailleurs, l'opinion d'un homme autorisé,

Golding Bird : « Je suis intimement persuadé qu'il est résulté de graves inconvénients de la publicité donnée aux résultats produits par la spermatorrhée, sur l'esprit de jeunes gens impressionnables, qui lisent ces sortes de récits avec une avidité extrême, et parce que le charlatanisme le plus menteur et le plus éhonté a su en faire son profit.

« Je ne connais aucun état mental plus difficile à calmer que celui des patients qui se croient affectés de spermatorrhée; quoique, la plupart du temps, il n'existe aucune raison pour faire croire à une infirmité de ce genre. L'esprit des malheureux patients est tellement frappé, et leur bonheur détruit, par la peinture inique des résultats prétendus des pertes séminales, peintures effroyables, exagérées à dessein par les harpies qui exploitent les gens du monde, afin de mieux dépouiller leurs victimes en employant tour à tour les menaces ou les promesses; l'esprit des crédules est si tourmenté par les contes fantastiques de ces médicastres, qu'il devient impossible de ramener quelque espoir de guérison et que le tabescent semble en vérité désirer, avec une sombre satisfaction, le destin fatal devant mettre un terme à ses maux. » (Golding Bird, *De l'urine*, trad. Ororke.)

§ 10. — *Vibrions, algues, champignons.*

Outre les divers éléments organisés et cristallins qui composent les sédiments urinaires, on rencontre dans ceux-ci divers organismes, végétaux ou animaux, en voie de développement. En examinant au microscope un dépôt d'urine alcaline, surtout pendant l'été, on aperçoit des filaments très-fins, entrecroisés d'une façon inextricable, et des myriades de points ou de bâtonnets qui s'agitent en tous sens.

Dans d'autres urines, on trouvera des spores (organes reproducteurs) diverses, tantôt isolées, tantôt groupées, ou alignées comme les grains d'un chapelet, et appartenant à des mucédinées d'espèces indéterminées. Ces spores sont généralement arrondies ou ovoïdes, très-réfringentes, présentant un contenu amorphe, homogène, avec ou sans nucléolés. Ces derniers, quand ils existent, sont au nombre de un ou deux, rarement plus, et remarquables par leur éclat.

Tous ces corps, venus du dehors, n'ont aucun intérêt, aucune signification pour le médecin. Il doit les connaître, pour éviter de les confondre avec d'autres éléments, plus ou moins semblables, rejetés par l'organisme. Toutes les fois qu'il les rencontre, il peut en conclure que le liquide qu'il examine est en voie d'altération. C'est une erreur de croire que des vibrions, des bactéries peuvent exister normalement dans les différentes humeurs de l'économie. De plus, d'après M. Robin, (*Traité du microscope*, 1871), les vibrions sont des végétaux et non des animaux. L'ammoniaque arrête les mouvements des vibrions, des bactéries, des spirillum, sans les attaquer, tandis qu'elle dissout la substance même des infusoires. Ces derniers ne sont représentés dans l'urine humaine que par deux espèces. Mais, avant de donner les caractères de ces divers corpuscules, nous devons dire un mot des granulations très-fines, animées d'un mouvement rotatoire (mouvement brownien), que l'on rencontre journellement sous le microscope.

Ces granulations, souvent désignées sous le nom de granulations moléculaires, protéiques, sont tantôt isolées et mobiles, tantôt réunies en masses ou amas grenus. D'après les récentes recherches de M. Béchamp, ces granules, qu'il désigne sous le nom de *microzymas*, ne sont qu'une des phases du développement des vibrions et des bactéries, qui résultent de leur accolement et de leur soudure bout à bout. D'autres les regardent comme des organes reproducteurs d'algues ou de champignons. Enfin, pour M. Hoffmann, ce sont des produits de désagrégation, des détritus organiques, et non des organismes nouveaux. (Voyez Robin, *Traité du microscope*, art. Infusoires, algues, champignons.)

Infusoires. — 1° *Monade*. Corps nu, de forme arrondie ou

oblongue, sans expansions variables; un seul filament flagelliforme; mouvement un peu vacillant (Davaine). Ces corpuscules sont très-petits, beaucoup plus qu'un globule sanguin. On les voit bien avec un grossissement de 500 diamètres.

Ils sont incolores et transparents. Leur cil, ou filament, est difficile à apercevoir: souvent aussi il fait défaut. On les rencontre dans tous les liquides commençant à s'altérer, mélangés avec des vibrions et des bactéries. Ils sont très-abondants dans les urines riches en mucus et en albumine, et s'y montrent peu de temps après l'émission. Ils existent aussi dans la vessie des individus atteints de cystite chronique.

2° *Bodo urinarius*. — Signalé par Hassall dans l'urine humaine, cet infusoire est d'un volume plus considérable que le précédent: il ressemble à un leucocyte dont il présente l'aspect granulé. Il est muni d'un ou de plusieurs cils. Se trouve dans l'urine albumineuse (Neubauer).

Bactéries. — Corps filiforme, raide, mouvement vacillant non ondulatoire ; longueur 0^m, 002 à 0,005 (Davaine).

Vibrions. — Corps filiforme, susceptible d'un mouvement ondulatoire comme un serpent. Longueur $0^m,003$ à $0^m,01$. (Davaine)

On distingue facilement ces deux espèces par leurs dimensions d'abord, et surtout par la façon dont ils s'agitent. La bactérie se remue tout d'une pièce, le vibrion se tord ou s'incurve en produisant des mouvements ondulatoires assez lents. On reconnaîtra encore les :

Spirillum, petits filaments courts, tordus en tire-bouchon, progressant rapidement par un mouvement de vrille très-remarquable.

Les vibrions, les bactéries, et les spirillum, représentent des phases diverses du développement d'algues filamenteuses (Leptothrix et autres).

Algues. — Des filaments très-fins disposés en faisceaux droits ou ondulés, diversement entrecroisés, formant souvent un feutrage tellement épais qu'ils interceptent la lumière, et qu'on ne distingue leur structure filamenteuse que sur les bords de cet amas, sont constitués par des *Leptothrix*. On trouve constamment avec ces filaments, englobés au milieu d'eux, ou nageant librement dans le liquide de la préparation, une multitude de bâtonnets (vibrions, bactéries, etc.). Chacun pourra les étudier sur l'enduit qui recouvre la langue, particulièrement le matin : ils s'y trouvent mélangés de plaques épithéliales granuleuses. Dans les dépôts d'urines alcalines un peu anciens, surtout si ils contiennent un peu de mucus, on les trouvera également plus ou moins masqués par des phosphates et des urates qu'une goutte d'acide acétique fera disparaître.

On rencontre aussi quelquefois dans les urines putréfiées, d'autres algues d'espèces voisines, particulièrement des *Leptomitus* (Robin).

Champignons. (Pl. I, fig. VI.) — Ce sont leurs spores ou organes reproducteurs qu'on trouve mélangés aux dépôts urinaires. Nous avons déjà donné leurs principaux caractères. D'après Van Tieghem, la fermentation alcaline de l'urine serait sous la dépendance du développement d'une torulacée constituée par des cellules globuleuses réunies sous forme de chapelets : ces cellules, très-petites ($0^m,001$), ne sont pas granulées, et l'on ne trouve aucune différence entre leur enveloppe et leur contenu. Ce ferment se multiplie par bourgeonnement et il ne se développe jamais à la surface du liquide, mais dans son intérieur ou sur les parois du vase. Il se trouve mélangé au dépôt blanc formé par les sels déposés. (Van Tieghem, *Recherches sur la fermentation de l'urée et de l'acide hippurique*, Paris 1864.)

Les organes de végétation (mycelium), constitués par des tubes plus ou moins cloisonnés et ramifiés, ne se rencontrent que sur les urines abandonnées depuis longtemps à la putréfaction. Les moississures qui se développent le plus habituellement sont le *penicillum glaucum* et *l'aspergillus glaucus*. Le premier se reconnaît à des tubes cloisonnés terminés par un pinceau de filaments portant les spores. Le second, à ses filaments non cloisonnés portant à leur extrémité des spores réunies en amas arrondis. Ces deux espèces, très-communes, peuvent être étudiées sur les confitures et sur certains fromages.

(Pour les champignons de l'urine glycosurique, voyez *Sucre* p. 41.)

Nous ne parlerons pas des *sarcines* qui n'ont été rencontrées qu'accidentellement dans l'urine humaine. (Voyez art. *Sarcine* du Dictionnaire de Nysten, 12ᵉ édit., avec une figure représentant ces corpuscules).

Nota. Les divers corps étrangers que nous venons de passer en revue ne se colorent point par la solution de carmin, et l'acide acétique les impressionne fort peu. L'eau iodée est le réactif qui convient pour les mettre en évidence. Elle jaunit leur tissu, arrête leurs mouvements et colore le contenu des tubes du leptothrix sans agir sur l'enveloppe extérieur. Robin recommande la formule suivante : Iode solide, 0,05 centigr. ; Iodure de potassium, 0,15 cent. — Eau distillée, 30 gr.

§ 11. — *Kyestéine.*

On a donné le nom de kyestéine à une pellicule blanchâtre qui se montre souvent sur l'urine des femmes enceintes, quelques heures, ou même un à deux jours après l'émission de ce liquide. L'étymologie même du mot indique la relation que l'on croyait exciter entre la grossesse et l'apparition de cette pellicule, relation qui n'est pas constante. En effet cette pellicule se montre sur l'urine non-seulement de femmes hors l'état de gestation, mais encore sur celle de l'homme, toute les fois que l'urine commence à se putréfier et à devenir ammoniacale. Un phénomène tout à fait analogue se produit sur les liquides où séjournent des substances animales ou végétales en décomposition. Nous avons fait accidentellement d'assez nombreuses observations à ce sujet : en voici le résultat. Dans l'eau où macèrent les os, on voit quelquefois apparaître un trouble particulier qui est déterminé par le développement dans le liquide de divers infusoires et de cellules végétales, cellules de protoeoccus: elles sont animées de mouvements extrêmement rapides : au bout d'un jour ou deux, le liquide se couvre de plaques vertes, constituées par ces mêmes cellules agglomérées, immobiles et augmentées de volume : si avec une pipette on prend une goutte du liquide, un peu profondément, on retrouve encore des cellules vertes en mouvement, lesquelles un peu plus tard iront rejoindre celles de la surface et augmenter la pellicule verte qui envahira bientôt toute la surface du liquide. En même temps un certain nombre de ces cellules s'implantent sur les os et s'y développent.

Des faits de même ordre se passent dans les infusions végétales. Si on laisse à l'air libre l'eau dans laquelle a trempé un bouquet, par exemple, cette eau ne tarde pas à répandre une odeur désagréable ; si on l'examine au microscope, on y trouve des milliers d'infusoires bactériformes, et des volvox en quantité, s'agitant et grouillant dans la goutte liquide. Quelques heures ou quelques jours après, suivant la température et diverses autres circonstances, une pellicule blanchâtre se forme, dans laquelle on retrouve immobiles et plus ou moins déformés, les corpuscules que l'on avait observés en mouvement. Ce sont les cadavres de nos infusoires de la veille.

C'est exactement ce qui se passe dans l'urine qui, elle aussi, contient des matières azotées, et qui, tôt ou tard, subit la fermentation putride. Seulement comme l'urine contient de plus des sels cristallisables, la pellicule en sera incrustée, si bien qu'au bout de peu de temps, elle se rompra et tombera au fond du vase, entraînée par les cristaux. Puis une autre la remplacera qui sera détruite de la même façon. On retrouve ces fragments de pellicule mélangés aux dépôts un peu anciens, et c'est même ce qui les rend si difficiles à aspirer avec une pipette. En abandonnant de l'urine à la putréfaction, chacun pourra vérifier l'exactitude de ces faits.

La kyestéine composée en résumé de vibrions, de spores et de cristaux d'urates et de phosphates terreux (phosphate de chaux amorphe et ammoniaco-magnésien cristallisé), n'est

donc qu'un épiphénomène de la putréfaction des urines; sur-
venant plus ou moins rapidement. M. le professeur Regnault
(cité par Cazeaux) pense que chez les femmes enceintes, la production de la kyestéine est due à un excès de matériaux azotés
dans l'urine. C'est ce qui expliquerait la plus rapide fermentation de la pellicule pendant l'état de grossesse. Mais, nous
le répétons, cette pellicule n'a aucune signification séméiologique: nous l'avons observée très-peu d'heures (3 heures) après
l'émission des urines chez une jeune femme chloro anémique
qui n'était pas enceinte, et depuis cette première observation
qui date de 1869, et dont nous avons conservé un dessin et une
note écrite, nous avons quelquefois rencontré la même particularité chez des femmes dont nous examinions l'urine à un
autre point de vue. Il est inutile de dire que la température et
l'état atmosphérique jouent un grand rôle dans la production
de la kyestéine.

§ 12. — *Sédiments rares ou peu importants.*

1. *Carbonate de chaux*. Le carbonate de chaux ne compose
jamais à lui seul des sédiments; mais il accompagne quelquefois dans les urines alcalines le phosphate ammoniaco-magnésien. Il est toujours en petite quantité, sous forme de grains
noirs ou jaunâtres, présentant des stries concentriques et
rayonnantes comme la coupe transversale d'un tronc d'arbre.
Mais souvent les grains sont très-petits et ne laissent point
voir ces stries. Ils se dissolvent au contact des acides, en laissant suinter de leur surface de petites bulles de gaz. On les
confond souvent avec des granules foncés d'*urates*; mais
on voit, après l'addition d'acide, apparaître tôt ou tard des
tables losangiques d'acide urique, fait qui n'a pas lieu quand
on a affaire à des carbonates.

On peut étudier le carbonate de chaux dans l'urine du cheval, à laquelle il donne son aspect jumenteux.

2. *Cystine.* La cystine est une substance sulfurée particulière, produit anormal de la sécrétion des reins, qui, en raison de son insolubilité, forme parfois un sédiment blanchâtre dans l'urine de quelques individus atteints de graviers ou de calculs de cette substance. Elle se présente au microscope sous forme de plaques hexagonales ou de prismes incolores, mais réfractant fortement la lumière, et ayant, par conséquent, des contours bien accusés (fig. 10).

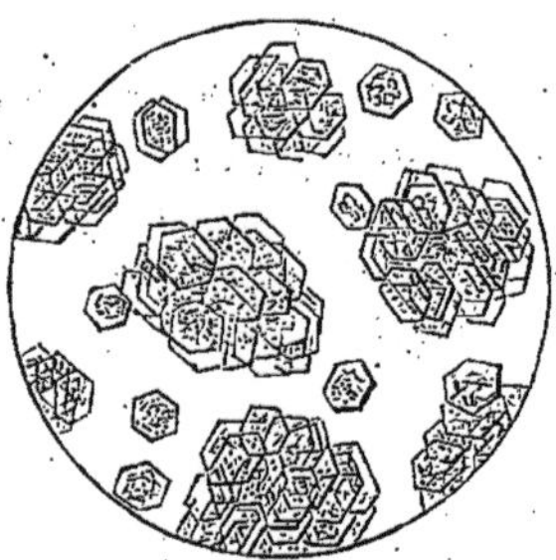

Fig. 10. — Cystine. — Cristaux obtenus par évaporation d'une solution ammoniacale.

On pourrait confondre ces cristaux avec l'acide urique; mais ils se dissolvent rapidement dans l'ammoniaque, sous les yeux mêmes de l'observateur, et se déposent de nouveau après évaporation spontanée, ce qui n'a plus lieu avec l'acide urique.

Nous citons pour mémoire la *xanthine*, et d'autres substances très-voisines, l'*hypoxanthine*, la *guanine*, la *guanoxanthine* et la *tyrosine*.

CHAPITRE III

Analyse quantitative.

Dans une analyse méthodique de l'urine, l'analyse quantitative doit compléter les renseignements déjà donnés par l'analyse qualitative. Mais, en nous plaçant au point de vue exclusif de la pratique, il est rarement nécessaire d'exécuter une analyse rigoureuse et complète : on se contente le plus souvent de faire l'essai quantitatif de tel ou tel élément de l'urine dont on a intérêt à connaître les variations. C'est pourquoi, après avoir réuni en un tableau succinct les notions quantitatives les plus importantes, suivant l'ordre méthodique que l'on doit suivre, nous donnons isolément la recherche et le dosage des principes constituants de l'urine qui intéressent particulièrement le médecin.

Pour les explications et les détails, on se reportera aux chiffres correspondants à ceux du tableau, à l'article *Renseignements*.

Art. 1. — Analyse quantitative générale.

A. *Tableau général.*

1. Quantité de l'urine excrétée en 24 heures.				
	En moyenne 1,500 grammes.			
	Variations.	A l'état physiologique suivant.	a. La richesse plus ou moins grande du sang en eau.	
			b. L'activité secrétoire des reins.	
		A l'état pathologique.	Diminution.	Maladies aiguës. Approches de la mort.
			Augmentation.	Passagère. — Hydrurie, Hydropisies
				Permanente. — Polyurie.

2° Densité de l'urine : Densité normale. 1,020 environ.

3 Quantité de pigment urinaire.

4° Analyse quantitative de quelques-uns des éléments constituants de l'urine.	Urée, v. art. ii, § 1.
	Acide urique, v. ch. II, art. ii, § 2.
	Phosphates, art. ii, § 2.
	Chlorure de sodium, art. ii, § 3.
	Sulfates, art. ii, § 4.

Marais.

B. Renseignements sur l'analyse quantitative de l'urine.

1. *Quantité de l'urine en 24 heures.* — On parle souvent, dans les auteurs, « des urines de 24 heures. » Voici ce qu'il faut entendre par cette expression. Supposons que l'on visite un malade le matin, à 8 heures. On fera uriner le malade, et on fera jeter l'urine rendue, parce qu'on ne sait pas depuis combien de temps elle est dans la vessie. Mais on recommandera de recueillir et de mettre de côté toutes les urines que le malade émettra jusqu'au lendemain matin à 8 heures. Ces urines seront les « urines de 24 heures. »

C'est toujours de cette façon qu'il faut procéder pour évaluer la quantité d'urine excrétée en 24 heures. Pour la mesurer, on emploie des moyens très-simples. Dans les hôpitaux, on fait verser les urines dans un grand bocal jaugé à l'avance, et qui porte à l'extérieur une bande de diachylon collée sur le verre, sur laquelle sont des traits à l'encre indiquant la capacité du bocal à diverses hauteurs. Rien de plus facile que d'imiter cette manière de faire : on gradue soi-même le vase en versant successivement 100 cent. cubes, par exemple, et marquant un trait à chaque point d'affleurement. L'intervalle sera, si on veut, divisé en parties égales.

Connaissant le *volume* de l'urine excrétée en 24 heures, on peut en calculer le poids en prenant la densité du mélange, d'après la formule connue de tous : $P = VD$. 1 kilogramme d'une personne adulte excrète en moyenne 1 cent. cube d'urine par heure, ou par rapport à la longueur, 100 cent. éliminent 40 cc. (Vogel).

2. *Densité de l'urine.* — On prend la densité avec un aréomètre spécial, dit *uromètre*. Les uromètres du commerce se vendent à très-bas prix; mais aussi ils sont complétement inexacts. Nous avons un certain nombre d'observations qui ont perdu tout intérêt parce que les variations des matières

fixes avaient été calculées d'après les indications d'un de ces uromètres. Celui de M. Bouchardat, construit par Baudin, est beaucoup plus cher (5 fr.), mais il est recommandé comme très-exact par son auteur.

Evaluation de la quantité de matières fixes excrétées par jour. — Il suffit de multiplier le chiffre de la densité trouvé avec l'uromètre par 2 et par le volume d'urine excrété en 24 heures.

Ainsi la densité moyenne est 1020, la quantité moyenne d'urine rendue en 24 heures est 1 litre 25. On aura pour la quantité de matières fixes contenues en 24 heures dans l'urine d'un homme bien portant,

$$20 \times 2 \times 1{,}25 = 50 \text{ grammes.}$$

Soit R, le résidu solide que l'on cherche à apprécier dans un volume quelconque d'urine, on aura la formule générale :

$$R = D \times 2 \times V.$$

V, étant le volume d'urine et D le chiffre de la densité (supérieur à 1000) prise dans une urine à 15°. Si la température de l'urine est au-dessus ou au-dessous de 15°, on la mesurera avec un thermomètre à mercure et on fera la correction à la densité, d'après les tableaux dressés par M. Bouchardat (voyez Formulaire de Bouchardat, notice sur l'essai des urines).

Signification des variations du résidu solide de l'urine. — Les indications fournies par la densité de l'urine permettent de calculer comme nous venons de le dire la quantité de matériaux fixes que renferme ce liquide : on peut donc au moyen de l'uromètre suivre les variations d'excrétion de ces matières, excrétion que le régime alimentaire modifie journellement. Bouchardat signale surtout le bouillon parmi les substances qui augmentent considérablement la densité des urines. Un litre de bouillon donnerait près de 15 grammes de résidu fixe à l'urine ; de plus, si on essaye l'urine par la solution de tannin (tannin 10 gr., eau 200 gr., ajouter 10 gr. d'éther pour conserver ce réactif), on obtient un abondant précipité (gélatine, albumine modifiées et autres substances organiques),

Pour que la densité puisse donner de bons renseignements au médecin sur les métamorphoses de l'organisme, il faudrait que toutes ces influences alimentaires fussent bien déterminées. On peut, sans se donner beaucoup de peine, étudier ces variations physiologiques ; c'est ce que nous avons déjà fait, en pure perte il est vrai, en nous servant d'un instrument fautif. Il ne faut point négliger les corrections de température ; on s'exposerait à des erreurs de 4 à 5 gr. de résidu par litre.

Une augmentation considérable et permanente de la densité de l'urine doit attirer l'attention ; elle peut être due, en particulier, à une sécrétion exagérée d'*urée* ou à une sécrétion anormale de *sucre*.

Une diminution coïncidant avec une augmentation de la quantité d'urine éliminée en 24 heures se rencontre dans certains cas d'hydropisie, etc.

Une diminution de la densité et une diminution de la quantité de l'urine, indiquent un obstacle à la sécrétion de l'urée, et souvent une altération des reins. C'est ce que l'on trouve dans la forme chronique de la maladie de Bright. (Densité 1004 à 1017: voyez Jaccoud, Leçons de clinique médicale, 2ᵉ édit., les 9 dernières leçons sur l'albumine et l'examen des urines.)

3. *Quantité du pigment urinaire*. — Vogel et beaucoup d'autres auteurs (Sherer, Polli, Virchow, etc.) considèrent les pigments urinaires (et biliaires) comme des produits de décomposition de l'hématine. Ils se fondent sur les raisons suivantes : la matière colorante du sang est très-difficilement destructible, le sang extravasé dans les téguments (ecchymoses), de même que celui qui est abandonné à diverses influences au dehors de l'organisme, conserve sa couleur avec ténacité avec plus ou moins de modifications. C'est pourquoi il n'est pas probable que l'hématine usée et devenue impropre aux usages de l'organisme soit éliminée du corps sous forme d'une substance incolore. Mais les seules excrétions colorées de l'organisme sont l'urine et les matières fécales; on peut, par

conséquent, considérer le pigment urinaire ou le pigment biliaire (la modification qui se rencontre dans les excréments), ou même tous les deux, comme des produits de décomposition de l'hématine. Il en résulte que la quantité excrétée de ces pigments peut donner la mesure de l'intensité de la destruction des globules sanguins. Ainsi, dans toutes les maladies fébriles aiguës la quantité de matière colorante de l'urine est beaucoup augmentée. Cette augmentation est encore plus considérable dans les fièvres septiques. Or une diminution dès globules sanguins et un état d'anémie sont les conséquences de toutes ces maladies.

Dans les cas au contraire où la formation des globules sanguins est moins active (chlorose, anémie, névroses, etc.), la quantité de pigment urinaire est beaucoup au-dessous de la normale, les urines sont très-pâles.

En établissant une échelle de couleurs, Vogel a proposé un procédé d'évaluation approximative du pigment urinaire. Nous ne pouvons le reproduire ici parce qu'il exige pour être exécuté, le secours d'une planche chromo-lithographique indiquant les teintes des liqueurs types. (Voyez Neubauer et Vogel, traduction Gautier, De l'urine et des sédiments urinaires. Paris, 1870. Savy).

Art. II.—ANALYSE QUANTITATIVE DE QUELQUES-UNS DES ÉLÉMENTS CONSTITUANTS DE L'URINE.

§. I. — *Urée.*

Recherche et dosage. — Il est difficile au médecin praticien d'étudier les variations de l'urée dans l'urine humaine et d'en tirer des indications pratiques. Il n'existe point encore de procédé de dosage simple et suffisamment exact. Les méthodes volumétriques que nous considérons comme les seules, dont la plupart des médecins peuvent faire usage, sont très-com-.

pliquées et souvent inexactes. Nous n'avons d'ailleurs que fort peu de chose à dire de l'urée.

A. Recherche.

Pour constater la présence de l'urée dans l'urine humaine il faut opérer sur de l'urine fraîche non albumineuse. On en prend une petite quantité que l'on fait évaporer doucement jusqu'à consistance sirupeuse. On laisse refroidir, puis on ajoute un tiers d'acide azotique. Immédiatement ou au bout de peu de temps, il se forme une petite masse cristalline jaunâtre de paillettes agglomérées ayant des reflets nacrés. C'est de l'azotate d'urée. (Fig. 11.)

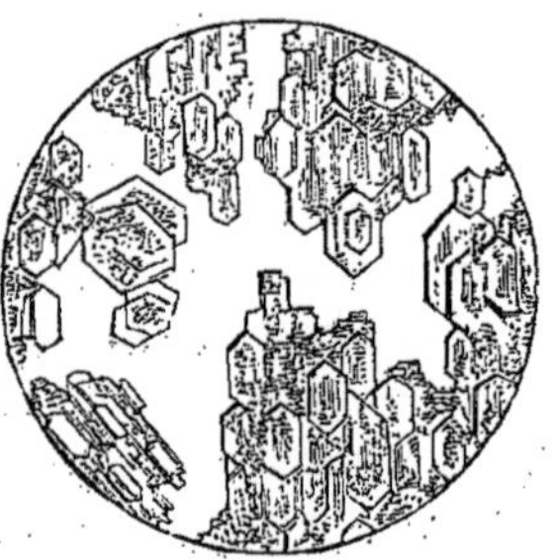

Fig. 11. — Azotate d'urée.

Pour l'étudier au microscope on met une goutte d'urine concentrée sur une plaque de verre; dans cette goutte on immerge un brin de fil arraché d'un linge, puis on recouvre d'une lamelle, de façon que la moitié du fil environ dépasse la lamelle. On dépose une goutte d'acide azotique sur la portion de fil qui dépasse; ce réactif pénètre par capillarité sous la lamelle et au bout d'un temps variable, on voit apparaître autour du fil, dans le liquide, des cristaux d'azotate d'urée.

B. Dosage.

Nous avons beaucoup hésité à donner un procédé de dosage de l'urée, parce que nous n'en trouvions aucun qui réunît une exactitude suffisante à une certaine facilité d'exécution. Nous citerons cependant le procédé de M. Lécomte, procédé basé sur la décomposition en acide carbonique et en azote que le chlore et les hypochlorites alcalins font subir à l'urée; c'est, dit M. Grimaux, auquel nous en empruntons la description, le plus commode et le plus expéditif.

Dans ce procédé on recueille l'azote provenant de la décomposition de l'urée et on le mesure : de son volume et de sa densité, on déduit son poids; 34 centim. cubes d'azote à la température de 0º, et à la pression de 76 centimètres représentent 10 centigrammes d'urée.

On se sert d'un petit ballon de 150 centim. cubes environ de capacité auquel on adapte un tube recourbé, propre à recueillir les gaz, et d'un petit diamètre intérieur dont l'extrémité libre peut s'engager dans un tube gradué de 50 centim. cubes divisé en dixièmes de centimètre et placé sur la cuve à eau. On introduit dans la fiole 20 gr. d'urine environ, on la remplit exactement avec de l'hypochlorite de soude marquant 1 degré 1/2 à l'aréomètre de Baumé, et l'on ferme rapidement la fiole, de manière que le liquide remonte dans le tube. Il se dégage aussitôt de l'azote qui pousse devant lui la petite colonne de liquide introduit dans le tube, et chasse ainsi le peu d'air qui s'y trouvait. Quand le liquide arrive à l'extrémité libre du tube, on introduit celle-ci sous l'éprouvette graduée, et l'on chauffe le petit ballon. Au bout de vingt minutes environ, il ne se dégage plus de gaz dans le tube gradué et l'opération est terminée : on enlève le tube de la cuve à eau en le plaçant sur une petite soucoupe pleine de ce liquide, et on le plonge dans une éprouvette remplie d'eau froide. On note la température de l'eau, le volume d'azote et la pression barométrique. L'azote est ainsi mesuré humide, à une certaine température et à une certaine pression. Il faut ramener le volume observé à ce qu'il serait à 0°, sous la pression de 760 millimètres, le gaz étant parfaitement sec. Le calcul s'effectue à l'aide de la formule suivante :

$$V' = \frac{V(H-f)}{(1 + 0,00367t)760}$$

V' étant le volume cherché, V le volume observé, H la hauteur barométrique, f la tension de la vapeur d'eau à la température t à laquelle le gaz a été mesuré. Le dénominateur 760 $(1+0,00367t)$ indique la correction à faire pour la dilatation des gaz, sous la pression normale, à la température t; 0,00367 étant le coefficient de dilatation des gaz.

La valeur de f et celle du dénominateur sont données à toutes les températures comprises entre 0° et 30° par les tables suivantes, dues à M. Regnault:

TEMPÉ-RATURE t.	VALEUR du dénominateur. 760(1+0,00367)	TENSION de la vapeur d'eau f.	TEMPÉ-RATURE t.	VALEUR du dénominateur. 760(1+0,00367)	TENSION de la vapeur d'eau f.
0	760	4,6	16	804,6	13,5
1	762,8	4,9	17	807,4	14,4
2	765,6	5,3	18	810,2	15,3
3	768.4	5,7	19	813,0	16,3
4	771,2	6,1	20	851,8	17,4
5	773,9	6,5	21	818,6	18,5
6	776,7	7,0	22	821,4	19.7
7	779,5	7,5	23	824,1	20,9
8	782,3	8,0	24	826,9	22,2
9	785,1	8,6	25	829,7	23.6
10	787,9	9,2	26	832,5	25,0
11	790,7	9,8	27	835,3	26,5
12	793,5	10,5	28	838,1	28,1
13	796,3	11,2	29	840,9	29,8
14	799,1	11,9	30	843,7	31,5
15	801,8	12.7			

Supposons qu'une analyse d'urine nous ait fourni pour 20 grammes de ce liquide, 42 centimètres cubes d'azote humide, à la pression de 758 et à la température de 20°; pour avoir le volume cherché, l'équation

$$V' = \frac{V(H-f)}{760(1 + 0,00367t)} \quad \text{devient} \quad V' = \frac{42(758-17,4)}{815,18}$$

les tables précédentes donnant 17,4 pour la valeur de f à 20°,
et 815,18 pour la valeur du dénominateur à cette même température. Les calculs étant effectués, on voit que le volume de
l'azote, sec et à 0°, sous la pression normale, est de 37 centim.;
or comme dans le procédé Lecomte, 34 centimètres cubes représentent 10 centigrammes d'urée, les 37 centimètres cubes
que nous avons obtenus correspondent à 109 milligrammes
d'urée pour 20 grammes de l'urine analysée (il n'y a qu'à
diviser le nombre de centimètres cubes trouvé par 0,34 pour
avoir le poids de l'urée ; $\dfrac{0,37}{0,34} = 0$ gr., 109).

On se contente souvent de traiter par l'hypochlorite de soude,
l'urine telle qu'elle a été émise, et cela est suffisant dans la
plupart des cas. Mais si l'on veut avoir un dosage plus rigou-
reux, il faut précipiter 20 centimètres cubes d'urine à l'ébullition par un peu de sous-acétate de plomb, puis ajouter 3 gr.
de carbonate de soude pulvérisé pour séparer l'excès du plomb,
filtrer, étendre d'eau en lavant le précipité de manière à avoir
50 centimètres de liquide, et prendre la moitié de celui-ci, qui
représente 10 centimètres cubes d'urine, pour y doser l'urée.

Un procédé seulement approximatif, mais très-rapide, de
dosage de l'urée consiste à introduire dans un long tube gradué
en dixièmes de centimètres cubes, d'abord un peu de mercure,
puis un volume mesuré d'urine, de remplir entièrement le
tube de la solution d'hypochlorite de soude, et de retourner le
tube en faisant plonger son extrémité inférieure dans un verre
renfermant du mercure. Au bout de quelques instants la
décomposition commence, et l'azote se trouve dans la partie
supérieure du tube gradué où on lit son volume.

Renseignements.

Voici d'après les récentes leçons de M. Grimaux (Chimie
organique élémentaire, Paris, 1872), ce que l'on doit penser
de l'urée.

L'urée est un amide, c'est-à-dire un sel ammoniacal moins de l'eau : or, l'urée correspond à du carbonate neutre d'ammoniaque moins deux molécules d'eau : c'est donc l'amide de l'acide carbonique ou carbamide. On sait que l'urée a été obtenue de toutes pièces en 1829 par Wiehler : depuis, cette synthèse a été reproduite par divers procédés. On comprend aussi qu'il suffit que l'urée absorbe de l'eau pour se transformer en carbonate d'ammoniaque ; c'est précisément ce qui a lieu dans la fermentation de l'urine.

L'urée est le dernier terme de la transformation des tissus de l'organisme qui sont éliminés pour faire place à une nouvelle substance dont les matériaux sont fournis par les aliments.

L'urée représente les 5/6 de l'azote absorbé avec les aliments : elle est éliminée par les reins. Après l'ablation des reins l'urée s'élimine à l'état de carbonate d'ammoniaque par la muqueuse gastro-intestinale. (Claude Bernard.)

Quantité normale d'urée. — 25 à 40 gr. d'urée en vingt-quatre heures (Vogel). Cette quantité est sujette à de grandes variations déterminées par le poids du corps, l'âge, le sexe, l'alimentation, les maladies. (Voir Hardy, Chimie biologique, Savy, 1871) Neubauer et Vogel. Des urines, 1870, p. 412.

§ 2. — *Phosphates en général*.

Recherche. — Dosage.

Nous nous sommes déjà occupés des phosphates que l'on peut rencontrer dans les sédiments urinaires. (V. *Phosphates terreux*, p. 81), dans ce chapitre nous allons donner des procédés de recherche, de séparation, et de dosage, applicables aux phosphates en général.

L'urine contient des phosphates alcalins et des phosphates terreux. Les phosphates alcalins sont des phosphates de soude (acide, neutre ou basique). Quant au phosphate de potasse, il n'existe pas normalement dans l'urine : introduit dans l'économie, il se dédouble en présence du carbonate de soude pour donner du phosphate de soude et du carbonate de potasse.

Les phosphates terreux sont : le phosphate de chaux et le phosphate de magnésie. Ce dernier s'unit volontiers à l'ammoniaque pour donner le phosphate ammoniaco-magnésien des sédiments.

La quantité d'acide phosphorique excrétée par jour varie de 3 gr. 1 à 5 gr. 2 (Hardy, Chimie biologique).

A. Réactifs.

Les réactifs que nous allons indiquer et qui sont nécessaires pour les recherches relatives aux phosphates de l'urine ont été choisis parmi ceux dont l'emploi est le plus facile et en même temps le plus exact. Le médecin n'est pas et ne peut être un chimiste de profession ; il lui faut donc des réactifs fidèles qui préviennent jusqu'à ses moindres erreurs ; sans quoi en présence de réactions qu'il ne peut expliquer, d'accidents imprévus, il serait bien vite dégoûté des essais chimiques.

On pourra faire préparer par le pharmacien les réactifs suivants :

1. *Chlorhydrate d'ammoniaque.*

Pr. Chlorhydrate d'ammoniaque pur. . . . . .   6 gr.
    Eau distillée 60
Filtrez et étiquetez :
Chlorhydrate d'ammoniaque. — Recherche de la chaux en présence de la magnésie.

2. *Oxalate d'ammoniaque.*

Oxalate d'ammoniaque pur. . . . .   5 gr.
Eau distillée. 120
Le sel doit s'évaporer sur une lame de platine sans laisser de résidu (Frésenius) Filtrez et étiquetez : Recherche de la chaux. *Oxalate d'ammoniaque.*

3° *Molybdate d'ammoniaque.*

Acide molybdique pur.............. 4 gr.

Pulvérisez et mettez dans une capsule en porcelaine ou un ballon en verre ; arrosez avec

Ammoniaque liquide............... 20 gr.

Chauffez légèrement et agitez jusqu'à dissolution complète. Enfin, ajoutez, après mélange :

Acide azotique pur à 36°........... 35 gr.

Eau distillée.............. .... 15 »

Agitez le tout ensemble ; laissez reposer quelque temps au soleil ou dans un lieu chaud ; il se dépose un léger précipité citron. Décantez la liqueur incolore et conservez dans un flacon à l'émeri. Étiquetez : Recherche de l'acide phosphorique. *Molybdate d'ammoniaque.*

Il faut employer une quantité de réactif au moins égale à la solution dans laquelle on recherche la présence de l'acide phosphorique, et chauffer légèrement (vers 40°, Méhu), si le préci pité tarde à se montrer.

Ce réactif est très-sensible ; la seule cause d'erreur serait la présence dans la liqueur *d'acide arsénique*, qui précipite d'ailleurs par les autres réactifs de l'acide phosphorique. On n'a pas à s'en préoccuper.

Dans le commerce, l'acide molybdique vaut environ 1 franc les 10 grammes.

4° — *Bichlorure de platine.*

℞ Bichlorure de platine...... ..... 5 gr.

Alcool à 60°.............. 50

Dissolvez et conservez dans flacon étiqueté :

Recherche de la potasse
Bichlorure de platine.
Solution alcoolique.

Le bichlorure de platine vaut 1,10 c. le gr. Aussi on peut en faire préparer une aussi petite quantité que l'on voudra. Nous conseillons des solutions au 1/10ᵉ, parce que nous avons reconnu qu'elles étaient parfaitement suffisantes pour déceler de faibles traces de potasse. Cette solution se conserve bien. Ce réactif précipite la potasse en beaux cristaux jaunes octaédriques, souvent volumineux.

Cause d'erreur. — Le bichlorure de platine précipite aussi l'ammoniaque; mais, comme les composés ammoniacaux sont volatils, on pourra, s'il y a lieu, s'en débarrasser par la chaleur.

5° Bi-meta-antimoniate de potasse.

Bi-meta-antimoniate de potasse........ 5 gr.

Conserver ce sel pour l'usage dans un flacon bien bouché. On ne peut en faire préparer de dissolution à l'avance, parce qu'il se décompose au bout de peu de temps.

Au moment de s'en servir, on prend une petite quantité de ce sel, que l'on agite assez longtemps dans l'eau froide (il est très-peu soluble, 1 pour 250 d'eau); puis on filtre pour séparer la partie non dissoute.

La liqueur filtrée est un excellent réactif *pour la soude*. Mais son emploi exige quelques précautions (Frésénius). D'abord on ne peut essayer avec ce réactif que les dissolutions qui ne renferment que de la soude et de la potasse. En outre, si l'on a une liqueur acide, on la neutralisera avec un peu de carbonate de potasse. Enfin, le précipité cristallin d'antimoniate de soude est lent à se déposer, et il ne se produit pas si la liqueur est très-étendue. Il faudra donc la concentrer, si c'est nécessaire.

Le bi-meta-antimoniate de potasse vaut 0,30 c. les 10 gr.

B. Recherche et séparation des phosphates.

Deux cas peuvent se présenter :

1° L'urine est fraîchement émise : elle est claire et limpide. — Voyez I. *Recherche.*

2º L'urine est trouble ou sédimenteuse. Dans ce cas filtrez ou décantez; essayez le liquide clair d'après I. *Recherche*; examinez le sédiment au microscope, et si vous voulez l'analyser, voyez II. *Séparation*.

1. RECHERCHE.

Dans l'urine à essayer ajoutez *ammoniaque* en excès, agitez et laissez reposer.	Sont précipités... *Phosphates terreux*. v. II. A. Restent en solution... *Phosphates alcalins*, v. II. B.

Remarques. — En examinant le précipité obtenu on le trouvera composé de phosphate ammoniaco-magnésien en feuilles de fougères, ou en étoiles, et de phosphate de chaux amorphe très-pâle. (V. Pl. I. Fig. V.)

Si l'on ne voulait précipiter que le phosphate de chaux, on ajouterait à l'urine, au lieu d'ammoniaque, une solution au 1/5ᵉ de carbonate de soude (Neubauer). (V. id. Fig. VII.)

II. SÉPARATION DES PHOSPHATES OU DE LEUR BASE.

A. *Phosphates terreux*.

1. Verser sur le précipité *acide acétique*, jusqu'à dissolution complète.	Neutraliser avec quelques gouttes d'ammoniaque et ajouter un peu de *chlorhydrate d'ammon.*	Ajouter ensuite *oxalate d'ammoniaq.* lentement et en excès.	Un précipité...**chaux**. A l'état d'oxalate: constater les caractères de ce sel au microscope. Reste en solution... *Phosphate amm. magnésien*, décantez ou filtrez... 2.
2. Dans la liqueur filtrée ajoutez *ammoniaq.* en excès.	Un précipité..........		**Phosphate amm.-magnésien**. constater ses caractères au microscope.
	Pas de précipité		Mettre un peu de la liqueur dans un tube à échantillon bouché et l'examiner 24 heures après : s'il n'y a aucun précipité c'est qu'il n'y avait pas de phosphate de magnésie dans l'urine.

Remarques. — 1. Si, comme cela arrive souvent, on avait mis un peu trop d'ammoniaque de façon à troubler la liqueur, on ferait disparaître le trouble avec une goutte d'acide acétique et l'on continuerait en ajoutant le chlorhydrate d'ammoniaque, dont la présence empêche la précipitation de la magnésie par l'oxalate d'ammoniaque. Ce procédé décèle de très-faibles traces de chaux. L'oxalate de chaux ainsi pricipité se présente au microscope sous forme de points cristallins très-noirs, réunis en amas, quelquefois groupés en forme de fer à cheval ou en rosace. Au bout d'un temps plus long apparaissent les formes octaédriques. S'il y a doute sur la formation d'un précipité, on met de côté un peu de la liqueur qu'on examine 24 heures après. (V. Pl. I, Fig. IX.)

2. Ce précipité est toujours lent à se former quand il y a peu de magnésie. Formes cristallines en étoiles ou en feuilles de fougère.

B. *Phosphates alcalins.*

Faire deux parts inégales de la liqueur provenant de I.	Un tiers (*a*) servira à la recherche de l'*Ac. phosphorique.* Les deux autres tiers (*b*) serviront à la séparation des bases des phosphates, l'acide phosphorique étant reconnu.		
a Acidulez avec A. azotique.	Versez un volume au moins égal (Méhu) de Molybdate d'ammoniaque.	Un précipité jaune.	**Ac. phosphorique**, à l'état de phospho-molybdate d'ammoniaque, insoluble dans acides, soluble dans alcalis.
		Pas de précipité immédiat.	Il n'y a que des traces d'ac. phosph. Chauffer le mélange à 40° environ (Méhu).
b. Faire bouillir pour chasser l'ammoniaque; séparer la liqueur en deux parts.	1. Verser solution alcoolique de bichlorure de platine.	Un précipité.	**Potasse**, à l'état de chloro-platinate en beaux cristaux jaunes octaédriques.
	2. Versez solution de Bimeta antimoniate de potasse.	Un précipité grenu. **Soude.**	

Remarque. — Il est nécessaire de constater préalablement la présence de l'acide phosphorique, parce que la potasse et la soude existent dans l'urine à l'état d'urates et de sulfates. La présence du phosphate de potasse dans l'urine est douteuse.

a. Le précipité jaune s'attache aux parois de verre s'il y a peu d'ac. phosphorique ; au microscope, cristaux octaédriques, à contours très-foncés et paraissant arrondis, souvent réunis en masses analogues à des œufs de grenouilles.

b. 1, 2. Ces deux précipités s'attachent également aux parois du tube. ils ne sont point immédiats, il faut attendre douze ou vingt-quatre heures.

C. *Dosage des phosphates.*

Pour évaluer les variations des phosphates dans l'urine, on dose habituellement l'acide phosphorique. Mais les méthodes applicables à ce dosage sont beaucoup trop longues et trop compliquées pour être exécutées par le médecin. On devra se contenter de suivre les variations du phosphate terreux en les précipitant dans un volume donné d'urine.

Par exemple on met 10 cent. cubes d'urine fraîche ou filtrée dans un tube gradué en cinquième de cent. cubes; on verse 4 à 5 cent. cubes d'ammoniaque, on agite et on laisse reposer. Le lendemain on lit la hauteur du précipité dans le tube. D'après des expérience variées que nous avons faites pour apprécier la valeur de ce procédé, nous croyons pouvoir affirmer qu'il donne des résultats exactement comparables. En répétant cette opération très-simple tous les jours au lit du malade, on peut tracer une courbe représentant les variations des phosphates terreux pendant la maladie.

D'une façon absolue, nous avons trouvé que un centimètre cube de ce précipité, après 24 heures, équivaut en moyenne à 0 gr. 02 de phosphates terreux; avec cette donnée, connaissant le volume d'urine que l'on a précipité, on peut calculer la quantité de phosphates terreux par litre et par jour.

D. Renseignements.

Quantité de phosphates terreux éliminés par jour. — D'après Beneke, un homme élimine par son urine en 24 heures, 1 gr. 20 de phosphates terreux. D'après Neubauer sur 100 parties de phosphates terreux il y a 33 parties de phosphate de chaux et 67 parties de phosphate de magnésie.

Il faut se rappeler qu'une quantité considérable de phosphates terreux est éliminée avec les fèces. Il est probable que c'est par cette voie que sont rejetés les phosphates introduits en excès par l'alimentation. Car d'après Neubauer les sels de

Marais.   9

chaux ingérés ne passent pas dans l'urine. Il est vrai qu'un autre expérimentateur soutient le contraire (W. Roberts).

Phosphates terreux dans les maladies. — On admet générale-ment que l'excrétion du phosphate de chaux par les urines est augmentée dans certaines maladies des os (ostéomalacie). Il y a peu de recherches sur cette question. Nous avons observé une augmentation considérable de phosphates terreux dans l'urine d'un jeune garçon atteint de brûlures étendues.

§. 3. — *Chlorure de sodium.*

Recherche et dosage. — Ce sel existe dans l'urine mélangé à des traces de chlorure de potassium. Comme il est très-soluble il ne se trouve jamais dans les dépôts urinaires.

Si l'urine n'est pas parfaitement limpide et transparente, il faut la rendre telle par filtration ou décantation.

Si elle contient de l'albumine, on s'en débarrasse par la chaleur ou l'acide azotique.

A. Réactif.

On pourrait se servir de la solution indiquée plus loin pour le dosage. Mais si l'on veut se contenter de la recherche ou d'un dosage approximatif il est plus économique et plus com-mode de faire préparer une moins grande quantité de réactif. M. Jaccoud emploie une solution à 50 pour 100. Cette propor-tion est énorme, (l'azotate d'argent vaut en gros, 2 francs les 10 grammes). Une solution à 10 ou 20 pour 100 est d'un emploi aussi avantageux. Nous proposons la formule suivante :

$\mathrecip$ Azotate d'argent cristallisé....   3 grammes.

Eau distillée................   30   —

Conserver dans flacon en verre coloré ou recouvert d'un papier noir. Etiqueter :

Recherche du chlorure de sodium.
Solution de nitrate d'argent au dixième.

B. Recherche.

1.	2.	3.
Aciduler 10 c. c. d'urine avec 2 ou 3 gouttes d'*Acide azotique*.	Verser solution argentique goutte à goutte, jusqu'à ce qu'il ne se produise plus de trouble.	Un précipité blanc caillebotté. *Chlore* à l'état de chlorure d'argent insoluble dans les acides, soluble dans l'ammoniaque.

Remarques. — 1. On acidule avec l'acide azotique pour empêcher la précipitation des phosphates, le phosphate d'argent étant très soluble dans les acides. Il est bon d'éviter de mettre un excès d'acide azotique qui précipiterait de l'acide urique.

2. On verse la solution argentique jusqu'à ce qu'il ne se produise plus de précipité ce que l'on voit facilement en ajoutant une goutte de solution réactif. Si cette goutte ne détermine plus de trouble c'est que la précipitation du chlore est complète.

3. Le précipité doit être complétement soluble dans l'ammoniaque. S'il restait une partie insoluble c'est que l'on aurait versé un excès de réactif et qu'il y aurait la précipitation de phosphate d'argent: dans ce cas la portion insoluble sera dissoute si on ajoute de l'acide azotique.

C. Dosage.

a. *Dosage approximatif.* — On peut appliquer le procédé de dosage décrit à l'article phosphate, en faisant l'opération I, recherche dans un tube gradué et mesurant chaque jour la hauteur du précipité. On tracera la courbe des variations.

D'après nos recherches, au bout de 24 heures, un centim. cube de ce précipité correspond en moyenne à 62 milligram. de chlorure de sodium, toute correction faite.

6. *Dosage exact. — Réactif.*

℞ Azotate d'argent pur et fondu.. ....   11 gr. 63
   Eau distillée................. ....   400 gr.

Conservez cette solution dans une bouteille en verre foncé ou enveloppée d'un papier noir. — L'azotate d'argent vaut environ 2 fr. les 10 grammes. — Étiqueter :

Dosage du chlorure de sodium.

Solution d'azotate d'argent.

1 cent. cube d'argent = 1 centigr. chlorure de sodium.

La pureté de ce réactif doit être vérifiée comme il suit : la solution doit être parfaitement neutre ; en précipitant une portion par l'acide chlorhydrique et filtrant, le liquide filtré évaporé sur un verre de montre ne doit pas laisser de résidu, et n'être ni coloré, ni précipité par l'acide sulfhydrique (Frésénius).

2. ℞ Chromate neutre de potasse........ 5 gr.

Eau distillée..................... 60

Cette solution est saturée. Étiqueter :

Dosage du chlorure de sodium.

Chromate neutre de potasse.

Pratique du dosage.

Le dosage du chlorure de sodium, par l'azotate d'argent est fondé sur ce fait que, dans une solution *neutre*, contenant du chlorure, du phosphate et du chromate, le sel d'argent précipite les acides de ces sels dans l'ordre suivant :

1° Acide chlorhydrique ;

2° Acide chromique ;

3° Acide phosphorique.

L'urine contient des chlorures et des phosphates : il faut y ajouter un chromate qui donnera, avec le sel d'argent, une réaction caractéristique, avertissant l'opérateur que la précipitation de l'acide chlorhydrique est terminée.

Opération. · *Précautions à prendre.*

1° Il faut s'assurer que l'urine n'est point albumineuse : il faudrait, dans ce cas, coaguler l'albumine par la chaleur, et filtrer ;

2° Il ne doit point y avoir d'acide libre dans l'urine, à cause de la grande solubilité du chromate d'argent ;

3° *L'urine doit être neutre* au papier de tournesol, ou légèrement alcaline. Si elle était acide, la neutraliser avec soin avec une goutte ou deux d'ammoniaque, que l'on prend avec une baguette de verre. Il faut bien éviter d'en mettre trop, car le précipité s'y dissout. Si l'urine était très-alcaline, la neutraliser exactement avec acide acétique ou azotique ; pour cela on laisse le papier de tournesol bleui dans l'urine, et on ajoute l'acide avec la baguette, jusqu'à ce que le papier commence à pâlir. Cette neutralisation est délicate : les premières fois on est obligé de recommencer l'opération.

Ces précautions prises, l'opération se fait très-simplement comme il suit :

On prend 10 cent. cubes d'urine : on y ajoute quelques gouttes de la solution de chromate de potasse (3 à 5), et on y agite la liqueur pour bien mélanger.

On verse ensuite la solution d'azotate d'argent (préalablement mise dans une pipette graduée en cent. cubes) jusqu'à ce qu'il se produise une *nuance rougeâtre* persistant après l'agitation. L'opération est alors terminée. On voit combien on a versé de cent. cubes de la solution d'argent. Chaque cent. cube a précipité 1 *centigramme* de chlorure de sodium ou 6 milligr. de chlore (Neubauer).

Cette réaction est très-belle : le liquide qui est d'abord jaune-serin clair, montre dans les points où tombe la solution d'argent, des taches rouges qui disparaissent par l'agitation tant qu'il reste encore du chlorure de sodium. Mais quand celui-ci est complétement décomposé, la première goutte de solution argentique produit une coloration rougeâtre persistante due à la formation du chromate d'argent.

Corrections. — Cette méthode, ainsi simplifiée, donne un chiffre de chlorure de sodium trop élevé, parce qu'il y a toujours des substances autres que le chlore qui sont prescrites par la solution d'argent (Hardy).

Nos recherches exécutées sur des solutions titrées de chlorure de sodium, et essayées par cette méthode, puis sur des urines préalablement dosées et additionnées de poids connus du sel marin, nous conduisent à admettre comme constante une erreur de 1 gramme en trop par litre. Il y a avantage à n'opérer que sur 5 centim. cubes d'urine : le dosage est plus exact, car les changements de coloration se manifestent plus rapidement. Quand on a trouvé la quantité de chlorure de sodium par 5 centim. cubes d'urine, on calcule la quantité totale pour 1 litre, et on retranche 1 gramme.

Nous ferons remarquer aussi qu'on n'arrive pas d'emblée à la coloration rougeâtre : si on verse la solution argentique avec précaution et goutte à goutte, en ayant soin d'agiter continuellement, on voit apparaître successivement les nuances café au lait, chocolat, rouge-brun, rouge-brique. Si l'on s'arrête seulement à la coloration rouge-brun, on obtient un chiffre trop élevé, on a versé près d'un centim. cube de trop. La nuance café au lait est celle qui doit clore l'opération, quand elle ne passe point inaperçue, et avec un peu d'attention, on ne la laissera pas échapper. Elle annonce en effet qu'une faible quantité de chromate d'argent s'est produite, laquelle, répandue dans toute la masse du liquide, donne cette teinte particulière bien différente de la couleur initiale. — On nettoiera les tubes avec de l'eau ammoniacale.

D. Renseignements.

1. *Caractères microscopiques.* — Le chlorure de sodium cristallise en cubes, comme l'iodure et le bromure de potassium. Dans l'urine, il se trouve en présence de l'urée qui modifie sa cristallisation : on le trouve alors en cristaux volumineux en forme de glaive, de croix, tantôt isolés, tantôt groupés perpendiculairement les uns aux autres. Pour l'étudier, mettre une goutte d'urine fraîche et limpide sur une plaque de verre et laisser évaporer sous cloche. Mettre en même temps

une goutte d'une solution de sel marin, pour servir de comparaison (fig. 12 et pl. I. fig. 4.)

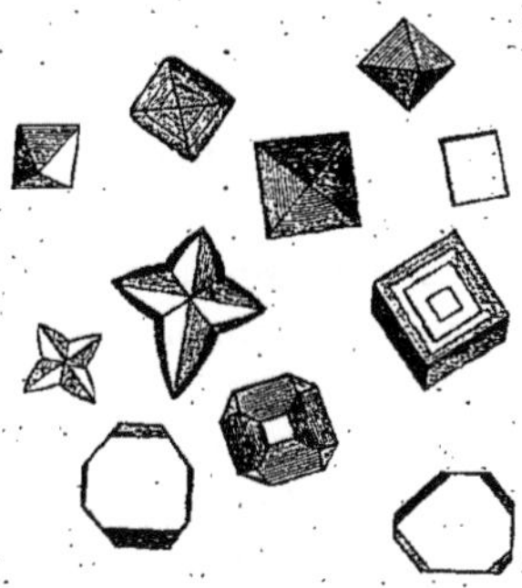

Fig. 12. — Formes diverses des cristaux de chlorure
de sodium.

2. *Origine.* — Le chlorure de sodium provient des aliments
et aussi de la désassimilation des tissus. Supprimé de l'alimentation, le sel marin diminue rapidement dans l'urine et
tombe à une exécution régulière de 2 à 3 gram. par jour
(Hardy).

3. *Quantité à l'état normal.* — 3 à 8 p. 1000 (Robin Beale),
— 10 à 13 gram. par jour, ou 6 à 8 gram. de chlore (Vogel).

4. *Variations.* A. *à l'état de la santé. a.* Maximum pendant
le jour et minimum pendant la nuit (influence de l'alimentation et des travaux intellectuels (Vogel).

b. Introduction de composés chlorés dans l'organisme
amenant augmentation correspondante de chlorures dans
l'urine.

c. Ingestion d'une grande quantité d'eau, et toutes les
causes qui augmentent ou diminuent l'activité secrétoire des
reins.

B. — *Dans les maladies.* — a. *Aiguës.* — Diminution et
quelquefois disparition de chlorure de sodium dans l'urine.
Ce fait n'est pas spécial à la pneumonie. D'après les recher-

ches de Beale (urine et dépôts urinaires trad. Ollivier p. 208), le chlorure de sodium s'accumulerait partout où se fait un processus inflammatoire.

b. Dans les fièvres intermittentes, augmentation du chlorure pendant l'accès (Vogel).

c. Dans les maladies chroniques, résultats variables.

5. *Déductions pratiques.* Dans les maladies aigües la diminution des chlorures sera proportionnelle à l'intensité de la maladie, et leur disparition annoncera la production d'épanchements séreux ou d'exsudats inflammatoires.

Dans les maladies chroniques, la diminution indique l'affaiblissement du pouvoir digestif, s'il n'existe pas une autre voie d'élimination (diarrhée séreuse, épanchements hydropiques.

Une augmentation considérable indiquera un diabète insipide.

§ 4 *Sulfates*.

A. Réactifs.

Chlorure de barium.

1. Chlorure de barium	10 grammes.
Eau distillée	100 grammes.

Filtrer et étiqueter.

Recherche des sulfates. — Chlorure de barium.

B. *Recherche et dosage des sulfates.*

Mêmes précautions que pour la recherche des phosphates; opérer : opérer sur l'urine transparente et non albumineuse.

I. Recherche.

1.	2.	3.
Aciduler l'urine assez fortement avec ac. chlorhydrique.	Verser chlorure de Barium en excès.	Un précipité blanc. *Ac. sulfurique* des sulfates alcalins, à l'état de sulfate de Baryte insoluble dans acides.

Remarques. 1. On acidule avec l'acide chlorydrique pour empêcher la précipitation des phosphates, à l'état de phosphate de baryte, ce sel étant soluble dans les acides tandis que le sulfate ne l'est pas. — Toutefois il faut savoir que les acides concentrés, et les dissolutions concentrées de beaucoup de sels diminuent la sensibilité de la réaction (Frésénius).

3. La potasse et la soude des sulfates restent dans la liqueur à l'état de chlorures : l'acide phosphorique est déplacé et le phosphate de baryte dissous à la faveur de l'acide.

On peut dans cette liqueur filtrée ou décantée doser approximativement, l'acide phosphorique en ajoutant de l'ammoniaque qui précipitera le phosphate de baryte (Beale). — Agir suivant la méthode indiquée aux phosphates.

Recherche de l'acide sulfurique libre, en présence des sulfates. Si l'on avait à faire cette recherche, nous indiquons le procédé suivant : additionner le liquide à essayer d'un peu de sucre ordinaire et évaporer à siccité au bain-marie, dans une petite capsule de porcelaine : le résidu sera noir, ou vert-noirâtre s'il y a peu d'acide; les autres acides libres ne donnent pas cette réaction (Frésénius).

II. DOSAGE.

Opérer par le procédé indiqué aux phosphates. Un dixième de cent. cube du précipité correspond à 0 gr. 50 de sulfate de baryte.

Dans le cas où l'on voudrait connaître exactement la proportion de chaque sulfate et celle de l'acide sulfurique, ou appliquera les données suivantes que nous trouvons dans Méhu.—Pour les précautions, à prendre, voir Neubauer p. 217.

Le poids du sulfate de baryte, multiplié par 0,343, indiquée le poids correspondant d'acide sulfurique anhydre.

100 parties de sulfate de baryte correspondent à 60,85 de sulfate de soude anhydre, et à 74, 76 de sulfate de potasse anhydre.

C. Renseignements.

1. L'acide sulfurique se présente dans l'urine sous forme de sulfate de potasse et de soude, dans les proportions suivantes (Beale) :

> 3 gr. 50 pour 1000 de sulfate de potasse.
> 3 gr.   id.   —   soude.

2. *Origine des sulfates alcalins.* On peut admettre que les substances albuminoïdes, en se détruisant, forment à la fois de l'urée et des sulfates alcalins. Les sulfates alcalins seraient des produits de destruction des tissus et ne joueraient aucun rôle dans la nutrition (Hardy).

3. La *quantité d'acide sulfurique* excrétée serait de 1 gr. 50 à 2 gr. 50 par jour. L'excrétion atteint son maximum quelques heures après le repas principal, puis diminue constamment jusqu'au repas correspondant du lendemain, après lequel elle recommence à augmenter (Vogel).

4. *Causes qui modifient l'excrétion d'acide sulfurique.* A. La quantité d'acide sulfurique est augmentée par l'ingestion de tous les corps qui contiennent du soufre. Des sulfates pris à l'intérieur sont complétement éliminés par l'urine en dix-huit ou vingt-quatre heures (Neubauer).

B. — Elle augmente par l'usage d'une nourriture riche en viande et diminue par l'alimentation végétale (Beale, Vogel).

C. Les autres causes qui peuvent modifier la sécrétion de l'acide sulfurique sont encore mal connues. Dans les maladies, les variations ont été peu étudiées. Il est évident que, dans les affections fébriles aiguës, et toutes les fois que le malade prendra peu ou point de nourriture, l'augmentation des sulfates dans l'urine sera le signe d'une décomposition anormale des éléments sulfurés du corps.

CHAPITRE IV.

ÉLIMINATION DE QUELQUES SUBSTANCES MÉDICAMENTEUSES
PAR L'URINE. — LEUR RECHERCHE.

Nous croyons devoir compléter, par ce chapitre, la première partie de notre travail sur l'essai des urines. Dans beaucoup de circonstances, on désirerait savoir si un médicament est absorbée, ou même s'il est ingéré par les malades, ceux-ci ne se faisant aucun scrupule de tromper le médecin à cet égard. Or beaucoup de médicaments s'éliminent en quantité notable par les urines, dans lesquelles on peut les retrouver à l'aide d'essais chimiques. Nous allons indiquer des procédés applicables à la recherche des médicaments les plus usuels, ou des composés toxiques les plus importants, sans nous étendre beaucoup sur ces questions difficiles, désirant ne point nous écarter trop de notre sujet, et rester toujours dans le domaine de la pratique habituelle.

Art. 1ᵉʳ. — *Recherche du fer.*

On prend 10 à 20 centimètres cubes d'urine, que l'on fait évaporer à siccité au bain-marie, dans une petite capsule en porcelaine. Puis on chauffe celle-ci graduellement au rouge. La matière se boursoufle : il se dégage des produits odorants : puis, quand tout dégagement a cessé, qu'il ne reste plus qu'une charbon noir, on laisse refroidir la capsule : avec une petite spatule en bois ou en platine, on gratte les parois de la capsule pour rassembler le charbon vers le fond : puis on verse sur ce résidu de l'acide chlorhydrique *bien pur* : on triture avec l'extrémité d'un agitateur en verre ou avec un petit pilon en porcelaine, et on laisse digérer une dizaine de minutes. On ajoute moitié d'eau distillée, et on fait bouillir quelques secondes en triturant encore. — On filtre, et la liqueur filtrée est divisée en deux portions, 1º et 2º.

1º — Dans la première portion neutralisée avec du carbonate de soude, on ajoute goutte à goutte une solution de ferrocyanure de potassium (prussiate jaune), une partie de sel pour dix d'eau , si la liqueur prend une teinte bleue, c'est qu'il y a du fer dans l'urine. On agite pour bien mélanger et on abandonne au repos la liqueur ainsi traitée. Vingt-quatre heures après on trouve un dépôt pulvérulent de bleu de Prusse, s'il y a des traces notables de fer.

2º — La deuxième portion est additionnée de une ou deux gouttes d'acide azotique et soumise à l'ébullition. — Puis, dans la liqueur refroidie, on verse goutte à goutte une solution au dixième de sulfo-cyanure de potassium. S'il y a du fer dans la liqueur on voit se produire une belle teinte rouge plus ou moins foncée. — Cette réaction est très-sensible.

L'addition d'acide azotique a pour but de peroxyder le fer, les sels de protoxyde, comme le chlorure n'étant pas colorés par le sulfo-cyanure de potassium.

Il y a une cause d'erreur très-importante, que la plupart des auteurs ne signalent pas (à l'exception de Méhu), et sur laquelle nous devons insister. L'acide chlorhydrique ordinaire du commerce contient du fer en quantité notable : inutile de dire qu'avec un tel réactif toute recherche serait illusoire. On pourrait le remplacer par l'acide azotique. Nous avons demandé de l'acide chlorhydrique pur dans une des grandes maisons de produits chimiques de Paris, il en contenait encore des traces, accusées par les deux réactifs ci-dessus, mais pas assez pour rendre les recherches erronées. Si l'on voulait un réactif absolument pur, pour une recherche délicate, nous pensons qu'il suffirait d'en distiller quelque grammes au bain-marie, opération très-simple que l'on pourrait confier à un pharmacien.

Une seconde cause d'erreur est due à ce que le ferrocyanure

est coloré en bleu par les liqueurs acides, et il se précipite des traces de bleu de Prusse : il faut donc n'opérer que sur des liqueurs neutres.

Ce procédé de recherche n'offre aucune difficulté et ne demande que quelques minutes : l'évaporation au bain-marie est le temps le plus long de l'opération, mais on peut faire tout autre chose pendant qu'elle s'exécute.

Nous avons ainsi retrouvé du fer en quantité notable dans l'urine, après avoir pris du tartrate de fer pendant quelques jours. Nous pensons que cette recherche du fer dans l'urine offre beaucoup d'intérêt parce qu'elle permet d'étudier comparativement la facilité d'absorption des préparations martiales. En effet, beaucoup d'entre elles ne font que traverser l'appareil digestif et sont rendues avec les fèces : dans ce cas on ne le retrouvera pas dans l'urine, et il est fort présumable qu'elle ne passent point dans la circulation. On comprend dès lors l'inutilité de prolonger un traitement qui n'est pas toujours sans inconvénient; si, au contraire, on retrouve du fer dans l'urine, on est absolument certain qu'il a été absorbé (il n'y a dans l'urine normale que des traces infinitésimales de fer) et lorsqu'il cessera de s'y montrer, c'est qu'il cessera d'être absorbé.

Art. II. — *Recherche du plomb*.

Voici le procédé d'analyse recommandé par le docteur Ollivier dans l'édition française de Beale :

« L'urine que l'on soupçonne renfermer des traces d'un composé soluble de plomb est traitée par l'acide azotique. On chauffe, et, après addition du même acide, on calcine. Le résidu mêlé à de l'eau distillée et laissé en repos pendant plusieurs heures est ensuite jeté sur un double filtre. On verse dans le liquide filtré quelques gouttes de sulfhydrate d'ammoniaque, et le précipité est recueilli, lavé et séché.

« Ce précipité, traité de nouveau par l'acide nitrique, est

chauffé ; il se redissout alors. On l'étend d'eau, on filtre et
dans le liquide ainsi obtenu, après concentration, on verse un
peu d'iodure de potassium. S'il se forme un précipite jaune,
on peut être assuré que ce précipite jaune est de l'iodure de
de plomb, et cette preuve vient s'ajouter à la première détermination faite par l'acide sulfhydrique pour en confirmer les
résultats. »

« Nous avons donné ce procédé d'analyse, continue le doc-
seur Ollivier, parce qu'il est applicable avec quelques modifications de détail à la recherche des autres substances minérales solubles, que l'urine peut contenir accidentellement. »

(Voyez sur la marche à suivre, en employant cette méthode. Frésénius Traité d'analyse qualitative, (trad. Forthomme), quatrième édition, Recherche des substances minérales en présence des matières organiques, p. 370. — Voyez
encore Tardieu et Roussin, étude médico-légale sur l'empoisonnement, p. 77, tableau n° 1.)

Art. III. — *Recherche du mercure*.

L'urine, après concentration, est traitée par l'acide chlorhydrique (un huitième de son volume) puis on fait bouillir la
solution en y trempant un morceau de cuivre décapé, ou quelque fils du même métal. — Même dans les solutions très-
étendues, le cuivre se couvre d'une couche de mercure sem-
blable à de l'argent ; si on lave le cuivre, qu'on le sèche et
qu'on chauffe la tache dans un tube à essai, le mercure se
volatilise en donnant un sublimé de globules métalliques,
tandis que le cuivre reprend sa première couleur rouge
(Odling, Chimie pratique, p. 171.)

Depuis les recherches de M. Merget sur la vaporisation du
mercure à la température ordinaire, recherches exécutées à
l'aide de papiers réactifs extrêmement sensibles, on possède
des moyens de constater facilement la présence de traces de
mercure. Les procédés de M. Merget seront certainement ap-

plicables aux essais médicaux sur l'urine. Malheureusement nous croyons qu'aucune tentative de ce genre n'a encore été faite. (Voyez Revue des Cours scientifiques 16 et 23 décembre 1871, Bulletin de l'académie des sciences).

Notre travail était à l'impression lorsque nous avons trouvé dans le dernier numéro du Journal d'Anatomie et de Physiologie qui vient de paraître, une note de M. Byasson, pharmacien en chef de l'hôpital du Midi, réalisant nos vœux et nos prévisions. Le temps nous manque pour répéter ses procédés; voici en quoi ils consistent :

Réactif.

Pr. Eau distillée............... 100 gr. 00 c.
    Chlorure d'or et de sodium   »   60
    Bichlorure de platine..... »   40

Conservez dans flacons en verre foncé, car les sels en solution sont réduits par la lumière directe, la lumière diffuse, les vapeurs ammoniacales, les matières organiques même à l'état de poussière. Nous croyons qu'il serait convenable d'envelopper complétement le flacon d'un papier noir verni.

Pour obtenir un papier réactif, on trace des traits à la plume d'oie, trempée dans la solution, sur du papier blanc Berzélius (papier à filtre) ou autre, en ayant soin d'opérer dans une pièce sombre, et en évitant de toucher les traits avec les doigts. On laisse sécher dans l'obscurité; par exemple, dans un tiroir fermant hermétiquement.

Les traits ainsi tracés, sous l'influence de traces de vapeurs mercurielles, apparaissent rapidement et prennent, dans vingt à trente minutes, une teinte noire foncée.

Maintenant voici comment l'on doit opérer : La lame de cuivre ayant séjourné de dix à quinze heures dans le liquide acidulé où l'on recherche le mercure, on l'enlève et on la lave avec de l'eau distillée. On l'essuie entre des doubles de papier à filtre ou buvard et on l'introduit dans le fond d'un

tube de cuivre à essai ; il convient, autant que possible, que
ce soit un tube neuf. À la partie supérieure du tube, et sans
qu'il y ait contact avec la lame, on place deux ou trois fragments de papier réactif : on bouche incomplétement, avec un
bouchon de liége et on chauffe *très-légèrement* le fond du tube.
S'il y avait du mercure dans le liquide, après quelques minutes, les traits apparaissent en brun jaune devenant noirs
dans peu de temps.

(Pour plus de détails, voyez Journal d'anatomie et de physiologie de Robin, n° 4, juillet-août, p. 397.)

M. Byasson recommande, comme plus sensible que la lame
de cuivre, l'emploi de la pile de Smithson (lame d'or enrou-
lée autour d'une baguette d'étain).Mais la lame d'or doit être
renouvelée pour chaque essai ou tout au moins calcinée. Si la
lame de cuivre est moins sensible, elle a le grand avantage
d'être peu dispendieuse. Nous nous demandons aussi, si le
tube de cuivre à essai ne pourrait point être remplacé par un
tube en verre coloré, tel qu'on en fabrique actuellement,
enveloppé au besoin d'une feuille mince de cuivre, qui, ne
subissant point directement l'action des vapeurs mercurielles,
pourrait servir indéfiniment.

Il ne faut jamais opérer dans un lieu où il existerait à l'é-
tat permanent du mercure libre (cuves à mercure, onguent
mercuriel, etc. (Byasson).

Le chlorure d'or et de sodium vaut 2 fr. 25 c. le gramme et
le bichlorure de platine 1 fr. 10 c.

Art. IV. — *Recherche de l'arsenic.*

L'usage des préparations arsenicales étant actuellement très-
répandu ou peut essayer de retrouver l'arsenic dans l'u-
rine des malades Pour cela on aura recours à l'appareil de
Marsh. (Voyez Tardieu et Roussin, Étude médico-légale sur
l'empoisonnement. Paris, 1867 p. 357); ou bien au procédé sui-

vant que nous trouvons dans Odling (trad. Naquet) sous le nom de méthode de Reinsch. On acidule le liquide dans lequel on recherche l'arsenic avec un huitième environ de son volume d'acide chlorhydrique pur, et on le fait bouillir.

On introduit dans le liquide acidulé et bouillant une feuille de cuivre décapée ou mieux un morceau de toile métallique du même métal et on continue l'ébullition pendant un quart d'heure au plus. Si le cuivre se colore en gris métallique, on doit en ajouter d'autres morceaux de temps à autre jusqu'à ce que le dernier ajouté ne présente plus aucune altération sensible de couleur.

Alors on retire les morceaux de cuivre recouverts d'enduit, on les lave à l'eau et on les sèche entre plusieurs doubles de papier buvard. Le dépôt, à moins qu'il ne soit très-épais, adhère facilement au cuivre, il présente un éclat métallique très-marqué, sa couleur est gris d'acier ou s'il est très-mince, d'une teinte quelque peu bleuâtre. Sous l'influence de la chaleur il disparaît entièrement, et le cuivre reprend son aspect ordinaire (Voyez Chimie pratique d'Odling, trad. Naquet, 1869, p. 183, 188.)

Ce procédé qui consiste, comme on le voit, à précipiter l'arsenic métallique de ses dissolutions au moyen du cuivre, est très-simple. Comme l'arsenic préfère s'accumuler dans le foie et ne s'élimine qu'à regret, par petites quantités, il serait bon de concentrer préalablement les urines à essayer.

Art. V. — *Recherche de l'antimoine.*

Le même procédé s'applique exactement à la recherche de l'antimoine.

La teinte brillante d'antimoine diffère de celle d'arsenic en ce qu'elle a une couleur violette bien marquée et qu'elle se dissipe moins facilement sous l'influence de la chaleur (V. Odling, p. 195).

Marais. 10

Art. VI. — *Recherche de l'iode et du brôme.*

Voici un procédé recommandé par Nisseron (thèse de Paris 1869). On coupe en bandelettes une feuille de papier écolier, et on introduit l'une d'elles dans le verre à expérience contenant de l'urine, de façon que l'extrémité inférieure touche le fond du verre. On verse alors trois à quatre gouttes d'acide azotique le long des parois du verre. Au bout de quelques instants, généralement très-courts, on voit, en enlevant le papier hors de l'eau, pour l'iode, apparaître à la partie inférieure du papier une belle coloration bleue plus ou moins foncée ; pour le brôme, une coloration jaune orange des mieux caractérisées. En général, c'est au bout de deux ou trois heures que l'apparition de l'iode dans l'urine est le plus facilement constatée. Il faut attendre au moins dix minutes, après avoir versé l'acide, pour savoir si la teinte bleue se manifeste. Il faut toujours se méfier d'une erreur causée par la transparence du papier imprégné de liquide transparent, se traduisant par une teinte bleuâtre.

Nous avons répété ce procédé qui donne des résultats satisfaisants : il faut surtout avoir soin de verser l'acide le long des parois du verre afin qu'il se rassemble au fond.

Art. VII. — *Recherche du chlorate de potasse.*

Une solution d'indigo dans l'acide sulfurique est décolorée par un liquide contenant 1/500 de chlorate de potasse (Chevalier). Cette réaction très-sensible permet de rechercher, sans beaucoup de peine, le chlorate de potasse dans l'urine (et aussi dans la salive), après l'administration de ce médicament.

On ajoute goutte à goutte la solution de sulfate d'indigo dans une quantité déterminée d'urine. La solution se décoloro tant qu'il y a du chlorate non décomposé. Quand le chlorate de potasse est complétement détruit le liquide reprend la couleur bleue de la solution de sulfate d'indigo.

En opérant toujours sur le même volume d'urine, on peut juger comparativement, par le nombre de gouttes employées de sa richesse en chlorate.

La teinture de tournesol, en présence de l'acide sulfurique, est également décolorée par le chlorate de potasse : mais cette réaction est bien moins sensible : elle ne se manifeste plus dans un liquide contenant 1/70 de chlorate de potasse.

Art. VIII. — *Recherche du sulfate de quinine et des autres alcaloïdes.*

On verse dans l'urine quelques gouttes du réactif suivant, bien connu sous le nom de réactif de Bouchardat.

    Eau distillée........................ 50 gr.
    Iodure de potassium............... 1 gr.
    Iode.. .. .. 1 gr.

Si l'urine contient de sulfate de quinine ou un autre alcaloïde, on obtiendra un précipité brun marron floconneux.

D'autres médicaments comme les résines, les essences, se reconnaissent facilement dans l'urine par l'odeur particulière qu'ils lui communiquent : quelques-uns lui donnent une coloration spéciale qui devient plus évidente ou est modifiée par l'addition de quelques gouttes d'ammoniaque ou de lessive caustiquée. Telle est la rhubarbe, qui donne à l'urine une teinte verdâtre. Si on ajoute de l'ammoniaque on obtint une belle couleur rouge sang : de même par l'addition d'un peu de carbonate de soude. La santonine, principe du semen-contra, donne la même réaction, ainsi que beaucoup d'autres substances tirées du règne végétal.

DEUXIÈME PARTIE

De l'Analyse micro-chimique des calculs urinaires.

Très-souvent le médecin serait heureux de pouvoir déterminer la composition de graviers ou de calculs qui ont été rendus spontanément par les malades, ou qu'il a extraits par une opération chirurgicale. Mais, à moins d'une grande habitude, et ce n'est point le cas pour la plupart d'entre nous, il est impossible de juger de la nature d'un calcul par ses caractères physiques. On comprend la nécessité d'une analyse chimique, opération devant laquelle on recule faute de temps et surtout faute d'une méthode simple et suffisamment élémentaire pour l'exécuter.

Nous n'aurions probablement jamais abordé ce sujet, si, pendant notre séjour à l'hôpital Cochin, notre excellent maître M. Le Fort ne nous eût engagé à essayer l'analyse de graviers provenant de sa clientèle de la ville, et si, plus tard, nous n'avions eu l'occasion de répéter ces études sur des calculs provenant, soit de malades de nos salles, opérés par M. Le Fort, soit d'autopsies pratiquées dans le service de médecine. C'était pendant la Commune, de hideuse mémoire : confiné à l'hôpital nous ne pouvions mieux utiliser nos loisirs et tromper nos ennuis — nous pourrrions même dire nos craintes — qu'en nous livrant à ce travail nouveau pour nous et qui avait au moins l'attrait de la difficulté.

Après avoir essayé diverses méthodes, soit pour les comparer entre elles, soit pour vérifier nos résultats, nous avons rédigé et classé, sous forme de tableaux, les procédés à suivre pour arriver le plus simplement et le plus sûrement possible a but : la détermination de la composition d'un calcul. Ce sont ces tableaux que nous reproduisons à la fin de ce travail.

L'intervention du microscope facilite et abrége singulièrement les recherches en permettant d'opérer sur de très-faibles quantités de matière : il assure encore leur exactitude en contrôlant certains résultats chimiques.

Tous les procédes que nous reproduisons sont empruntés aux meilleurs auteurs, Samuel Læ Bigclow (thèse 1852), Robin (Traité des humeurs), puis Odling, Beale, Neubauer et Vogel, Méhu ; nous avons consulté aussi Tudichum, Gérard, Riche, etc. Nous avons rejeté tous les procédés fondés sur l'emploi du chalumeau, parce que, outre que cet instrument demande une certaine habitude pour être employé convenablement, les réactions qu'il fournit, à l'exception de celle des sels de soude, sont souvent douteuses, entre nos mains, du moins.

Nous ne donnons ici que l'analyse qualitative des calculs, l'analyse quantitative étant au-dessus de nos forces.

ANALYSE QUALITATIVE DES CALCULS URINAIRES.

INSTRUMENTS. RÉACTIFS.

Il faut se procurer une petite cuiller ou spatule de platine (prix : 6 francs environ), qui permet de faire rapidement les essais préliminaires, percé deux ou trois capsules en porcelaine qu'on choisira minces et bien également translucides, car lorsqu'il y a des différences d'épaisseur dans leur paroi, elles se cassent facilement au feu. — Pour faire uu bain marie, on remplit la plus grande d'eau ordinaire, puis on la recouvre d'un disque de fer-blanc, percé, en son milieu, d'un trou dans lequel on engage la petite capsule contenant le liquide que l'on veut évaporer doucement. Toutes les fois que nous avons recommandé ce mode d'évaporation, il faut l'employer : beaucoup de réactions font défaut ou sont dénaturées quand on chauffe brusquement.

Les réactifs nécessaires sont la solution de potasse ou de soude dans l'eau distillée (1 partie pour 10 d'eau), du chlorhydrate d'amoniaque (v. p. 123), de l'oxalate d'ammoniaque (p. 123), du molybdate d'ammoniaque (p. 124), et enfin une solution de phosphate de soude suivant la formule ci-dessous :

Phosphate de soude pur.......... 10 grammes.
Eau distillée 100   —
Dissolvez et ajoutez à la dissolution
    ammoniaque................... 20   —
Etiqueter :

Recherche de la magnésie. — Phosphate de soude ammoniacal.
Précautions à prendre.

On ne peut pas toujours disposer du calcul en entier : s'il est destiné à figurer dans une collection, on le perce avec un perforateur ou une vrille, de manière à en détacher un cône : le trou qui en résulte sera masqué avec un peu de cire colorée.

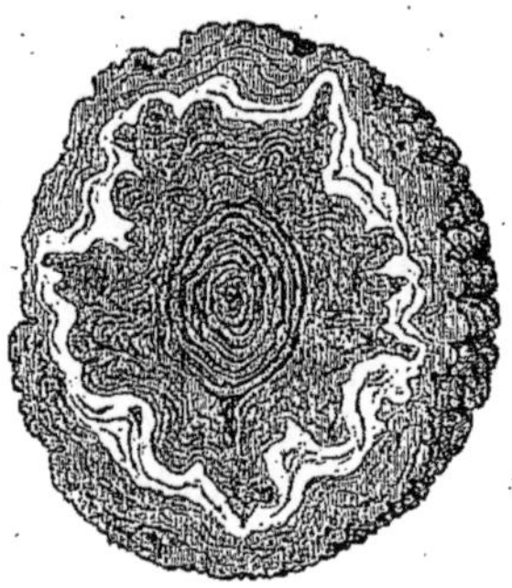

Fig. 13. — Calcul scié par son milieu pour montrer les différente couches qui le composent.

On pourra aussi scier le calcul dans son milieu de manière à montrer sa constitution intérieure (fig. 13). S'il y a des couches bien distinctes on étudiera la composition de chacune d'elles en en détachant une portion suffisante, au moyen de la pointe d'un canif. — Puis, pour rendre la surface de section polie et plate, on la frottera sur une pière à aiguiser.

La poudre obtenue par ces différents procédés est broyée soigneusement dans un petit mortier : puis, si le calcul est humide, on la desséchera graduellement au bain marie avant de procéder à l'analyse.

La marche à suivre est indiquée pas à pas dans nos tableaux : des chiffres, entre parenthèses, renvoient à l'article *Renseignements*, pour certains détails et certaines explications nécessaires.

Analyse qualitative des calculs urinaires.

Pulvériser finement le calcul et le diviser en trois portions.

Une portion A servira à déterminer la composition générale du calcul. — 1. Organique 2. Inorganiq. 3. Mixte.

Une portion B servira à déterminer la composition du calcul dans le cas où il serait — Organique.

Une portion C servira à déterminer la composition dans le cas où il serait — Inorganique ou mixte.

I. — *Portion A.*

La mettre dans un creuset ou sur une spatule de platine et chauffer au rouge.

1o Il n'y a pas de résidu ou une trace seulement. — *Calcul organique* (V. II. Portion. B.)

2o Une portion disparaît, il reste un résidu notable ou très-considérable. — *Calcul mixte ou inorganique* (v. III, portion C.

Pendant cette opération, on doit noter les particularités suivantes (Odling) :

Carbonisation. — Tous les calculs urinaires subissent une légère carbonisation et se transforment en une poudre noire, à cause des matières organiques qu'ils contiennent (charbon azoté). — Dans ceux d'*oxalate de chaux*, elle est très-légère et le charbon disparaît pour faire place à un abondant résidu blanc pulvérulent. — Dans les calculs *phosphatiques*, elle est plus complète et le charbon ne brûle pas aussi aisément.

Décrépitation. La décrépitation est toujours très-légère ; lorsqu'elle se produit en même temps qu'une fumée blanche et qu'elle détermine un mouvement considérable dans la poudre chauffée, on peut en déduire la présence de *l'urate d'ammoniaque.*

Odeur. — Les calculs d'*oxalate de chaux* ne dégagent presque pas d'odeur ; les autres en dégagent, ceux de *cystine* particulièrement (odeur *sui generis*).

Volatilisation. — Si la poudre se volatilise presque entièrement, on peut, sans autre préambule, y rechercher immédiatement l'acide urique (V. II).

Fusion. — La chaleur de la lampe à alcool suffit quelquefois pour fondre les phosphates terreux mixtes.

Alcalinité. — Lorsqu'on n'a fait usage que de la chaleur de la lampe à alcool, toute alcalinité produite sur le papier réactif par le résidu humecté est probablement due au carbonate de soude, provenant de la décomposition de l'urate de soude.

Effervescence. — On ajoute, au résidu préalablement humecté, une ou deux gouttes d'acide chlorhydrique ou azotique. L'effervescence, si elle a lieu, indiquera la présence d'un *carbonate*, soit que ce sel existe tel quel dans le calcul, soit qu'il résulte de la décomposition par la chaleur d'un *sel à acide organique*, par exemple l'oxalate de chaux, ou les urates alcalins fixes. Dans ce dernier cas, l'effervescence est généralement faible. D'après Beale le phosphate ammoniaco-magnésien calciné ferait effervescence ?

.II. — *Portion* B.

On a reconnu que le calcul était organique; il peut être composé en tout ou en partie des éléments suivants... *Acide urique. Urate d'ammoniaque. Cystine. Xanthine. — Fibrine. — Urosthéalithe et composés protéiques.*

a. Une prise d'essai de la poudre B est traitée dans une capsule par *l'acide azotique* : on chauffe légèrement : s'il se produit une effervescence, et surtout si la solution étendue d'eau distillée, puis évaporée au bain-marie à siccité, donne la réaction de la *muréxide* (voy. Ac. urique, p. 76). | *Ac. urique* ou *Urate d'ammoniaque.* | Chauffer une prise d'essai dans un tube avec lessive de potasse ou de soude (1). | Il ne se dégage pas d'ammoniaque. | *Ac. urique* (voy. p. 75). | Il se dégage de l'ammoniaque. | *Urate d'ammoniaque* (v. p. 73).

b. Le résidu du traitement par l'Ac. azotique est jaune-citron; il ne devient pas rouge quand on l'arrose d'ammoniaque, mais il passe au rouge orangé par l'addition d'une lessive alcaline de soude ou de potasse. | *Xanthine* (2).

c. Les réactions précédentes n'ont point été obtenues; le calcul ne contient ni acide urique ni urate d'ammoniaque, ni xanthine. On traite une nouvelle prise d'essai par l'ammoniaque. on filtre et on laisse évaporer spontanément une goutte du liquide sur une plaque de verre. Si l'on constate au microscope des tables hexagonales et autres formes cristallines analogues...................... | *Cystine* (v. p. 112).

d. Le calcul chauffé a dégagé une forte odeur de corne brûlée, comme toutes les matières albuminoïdes : une prise d'essai se dissout dans la potasse caustique, puis est précipitée de sa dissolution par l'acide acétique. Le précipité, redissous par un excès d'acide, est précipité de nouveau par le cyanoferrure de potassium (Méhu). | *Fibrine* (3).

c. Le calcul a fondu sans se décomposer, en dégageant une odeur très-forte rappelant celle d'un mélange de gomme laque et de benjoin, et en se boursouflant. Traité par l'acide azotique, il donne lieu à un faible dégagement gazeux. Le résidu devient jaune foncé au contact des alcalis. | *Urosthéalithe* (4).

III. *Portion* C.

Une prise d'essai de la portion C est traitée dans une capsule par l'acide azotique à chaud, puis la dissolution est étendue d'eau distillée et le tout évaporé doucement jusqu'à siccité, au bain marie. — Ajouter avec précaution un peu d'ammoniaque.

Réaction de la muroxide.	Le calcul contient de l'acide urique ou des urates.	Voy. *b.*
La réaction n'a pas lieu.	Le calcul ne contient ni acide urique ni urates.	Voy. *c.*

b. **Recherche de l'acide urique et des urates.**

La portion C est réduite en poudre impalpable que l'on fait bouillir pendant 20 minutes avec 300 fois son poids d'eau distillée. Agiter de temps en temps. La liqueur est filtrée bouillante, mais en ayant soin de laisser dans la capsule le dépôt terreux qui n'a pas été dissous........

- Solution filtrée. Voy. 2°.
- Dépôt sur le filtre. Voy. 1°.
- Dépôt non dissous. Voy. *c.*

1° — S'il est resté un résidu sur le filtre on l'examine au microscope et chimiquement pour constater s'il consiste en acide urique. (Voy. p. 76.)

2° — Prendre une goutte de la solution filtrée (5), la faire évaporer sur une lame de verre ou de platine : s'il ne reste pas de résidu passer de suite à *c.* (V. tableau suivant) — Dans le cas contraire, reprendre une partie de la solution filtrée, la faire bouillir dans un tube avec lessive alcaline de soude ou de potasse, au dixième. Chercher l'odeur ammonicale, la réaction alcaline du papier de tournesol humide placé à l'orifice du tube, et vapeurs blanches de chlorhydrate d'ammoniaque quand on approche une baguette trempée dans l'acide chlorhydrique. Si l'on constate ces réactions......
Urate d'ammoniaque (Voy. p. 73)

3° — Faire évaporer une autre partie de la solution jusqu'à très-petit volume, ajouter quelques gouttes d'acide azotique et évaporer doucement jusqu'à siccité complète : s'il y a résidu rosé, devenant pourpre par addition d'ammoniaque.................
Acide urique. (Voy. p. 75)

4° — Chauffer au rouge ce dernier résidu pour le réduire en cendres : le mélanger avec quelques gouttes d'eau et le diviser en deux portions α, β.

α. — Cette portion est traité par l'acide acétique et filtrée. Le liquide filtré, additionné d'une goutte d'ammoniaque pour le neutraliser, puis d'une goutte de chlorhydrate d'ammoniaque et traité par un égal volume d'*oxalate d'ammoniaque*. S'il se forme un précipité blanc (6)...............
Urate de chaux. (Voy. p. 73)

On filtre ou, s'il n'y a pas eu de précipité, on traite la liqueur telle quelle par *Phosphate de soude ammoniacal* et grand excès d'ammoniaque : s'il y a formation d'un précipité de phosph. amm. magnésien en étoile ou en feuilles de fougère (au microscope) (7).
Urate de magnésie.

β. — Traiter l'autre portion par l'acide chlorhydrique, étendre d'eau distillée (très-peu) et laisser une goutte s'évaporer spontanément sur une lame de verre : examiner le résidu au microscope : si l'on trouve des cristaux cubiques de chlorure de sodium. (V. p. 135) et fig. 12.............
Urate de soude. (Voy. p. 74)

II. *c.* ....

Le dépôt laissé dans la capsule est traité par l'acide chlorhydrique concentré : on fait bouillir, on note si la dissolution s'opère avec effervescence, ce qui indiquerait déjà la présence d'un carbonate, si elle est complète, etc. La dissolution obtenue est étendue d'eau distillée et filtrée, puis divisée en deux portions, α, β.

Portion α.

Recherche de l'oxalate.

1° Versez de l'ammoniaque en excès.	Il y a un précipité.	Ce précipité contient l'un ou les sels suivants :	Oxalate de chaux. Phosphate de chaux. Phosphate ammoniaco-magnésien.
		Reste en solution.....	Carbonate de chaux, transformé en chlor.
	Il n'y a pas de précipité.	Le calcul est composé de *Carbonate de chaux.*	
2° Ajoutez ensuite acide acétique en excès.	Tout se redissout.	Il n'y a pas d'oxalate de chaux dans le calcul. Le précipité indiquait la présence du :	Phosphate de chaux. Phosphate ammoniaco-magnésien.
	Tout n'est pas redissous (8).	**Oxalate de chaux.**	Isoler le précipité ; constater ses caractères microscopiques et chimiques, v. p. 89.

Portion β.

Recherche du carbonate et des phosphates.

1° Versez de l'ammoniaque en excès ; filtrez : la liqueur filtrée contient le carbonate de chaux à l'état de chlorure de calcium. Ajoutez à cette liqueur de l'oxalate d'ammon. goutte à goutte.	Pas de précipité. Le calcul ne contient pas de carbonate.		
	Un précipité.	Il est formé d'oxalate de chaux, il indique	**Carbonate de chaux.**
2° Versez sur le précipité, resté sur le filtre, de l'acide acétique en excès ; l'oxalate reste s'il existe (contre-épreuve), les phosphates sont dissous ; la liqueur obtenue est neutralisée par une goutte d'ammoniaque (9), puis on ajoute du chlorhydrate d'ammoniaque et de l'oxalate d'ammoniaque.	Pas de précipité.	Le calcul ne contient pas de phosphate de chaux. Il reste dans la liqueur le phosphate ammon. magnésien (voy. 3°.	
	Un précipité.	Il est formé d'oxalate de chaux, il indique	**Phosphate de chaux.**
	Reste en solut.	Phosph. ammon. magnésien (v. 3°). Ac. phosphorique (v. 4°).	

3° Filtrez, ou s'il n'y a pas eu de précipité, traitez la liqueur telle quelle par l'ammoniaque en excès, qui précipitera le dernier phosphate contenu dans la liqueur, s'il existe. (Le précipité sera composé d'étoiles ou de feuilles de fougères. Grossissement, 300.)
Phosph. ammoniaco-magnésien.

4° Rechercher dans la liqueur filtrée la présence de l'acide phosphorique provenant de la décomposition du phosphate de chaux, en l'acidulant avec acide azotique et traitant par un égal volume de molybdate d'ammoniaque (v. p. 127). Un précip. jaune.. *Ac. phosphorique* (10).

Renseignements sur l'analyse qualitative des calculs urinaires.

1. On fait bouillir quelque temps en tenant le tube avec une pince en bois ; on perçoit l'odeur ammoniacale ou bien au papier rouge de tournesol humide, approché de l'orifice du tube, mais ne touchant pas les parois de celui-ci, bleuit plus ou moins rapidement : il redevient rouge en séchant.

2. Les calculs de *xanthine* ont été observés très-rarement : ils sont brun clair, assez durs : par le frottement ils acquièrent l'éclat de la cire, et ils sont généralement formés de couches concentriques, amorphes, faciles à séparer (Vogel). D'après John Davy, les concrétions-urinaires des araignées et des scorpions seraient presque entièrement formées de xanthine (Beale). (Sur la xanthine, voyez Hardy, Chimie biologique, 1871, p 336.)

3. 4. La fibrine, l'urosthéalithe se rencontrent très-rarement. A l'état frais, les calculs d'urosthéalithes ont la consistances du caoutchouc : ils se ratatinent en séchant et deviennent cassants (Vogel).

5. En laissant évaporer spontanément sous cloche une goutte de solution sur une plaque de verre, on peut quelquefois trouver au microscope les formes connues d'urates, (V. p. 70 et fig. 14, 15.)

6. Le précipité blanc est formé d'oxlate de chaux, mais sous forme de petits grains agglomérés en petites masses : ce qui tient à la précipitation rapide, qui ne laisse point aux formes cristallisées régulières (V. pl. 1, fig. 9), le temps de se produire Quand on neutralise avec l'ammoniaque, on en met quelquefois trop et la liqueur se trouble : il faut redissoudre ce léger précipité avec quelques gouttes d'acide acétique.

7. Ce précipité, comme le précédent, est très-lent à se former quand il n'y a que des traces de magnésie. Après avoir bien agité, on abandonne quelques gouttes de la liqueur pen-

dant vingt-quatre heures dans un petit tube à échantillon bouché. Si, au bout de ce temps, on constate un petit dépôt cristallin qui, examiné au microscope, montrera les formes régulières du phosphate ammoniaco-magnésien (fig. 16), on pourra affirmer l'existence de traces de magnésie. — Il ne faut pas confondre avec ces cristaux de phosphate-ammonico-magnésien, des groupes de cristaux en rosace qui apparaissent quelquefois, alors même qu'on traite de l'eau distillée, rendue ammoniacale par le phosphate de soude.

8. Ce précipité d'oxalate de chaux, obtenu brusquement, ne présente plus la forme octaédrique régulière, mais il se montre sous forme d'amas de points carrés ou arrondis très-noirs, quelquefois avec de petits prismes taillés en biseau et se réunissant en fer à cheval ou en X. Cette poussière noire est très-caractéristique : on constatera d'ailleurs ses caractères chimiques (pl. 1, fig. 9.)

9. Même observation qu'au n° 6, pour la neutralisation avec l'ammoniaque. Quand on ne doit point ultérieurement rechercher la soude dans la liqueur, on peut neutraliser avec le carbonate de soude. — On ajoute un peu de chlorhydrate (quelques gouttes) parce qu'en présence des sels ammoniacaux la magnésie ne précipite pas par l'oxalate d'ammoniaque.

10. Examiné quelque temps après sa formation, ce précipité se montre formé de sphérules jaunes, à contours noirs, agglomérés par plaques.

APPENDICE.

Nous donnons à la fin de ce travail un modèle de feuille d'observation, qui en est en quelque sorte le résumé. Que l'on traite un albuminurique, un glycosurique ou tout autre malade dont on a intérêt à examiner les urines, on aura, jour par jour, à l'aide de ce tableau, des renseignements exacts sur la marche de la maladie et sur l'influence du traitement et du régime, sans avoir besoin de rédiger une observation, ce qui est long, ennuyeux, souvent même impossible.

On notera, si faire se peut, le poids du corps et la taille afin de pouvoir calculer ultérieurement la quantité de tel ou tel principe éliminé par rapport à 1 kilogramme ou à 1 décimètre.

Tous les renseignements sur le régime, la quantité, la densité, la réaction, etc., peuvent être notés chaque jour, soit par le malade, soit par quelqu'un de sa famille, toutes les fois que le médecin n'y verra pas d'inconvénient.

Pour les aliments, il suffit de noter : viande, poisson, œufs, légumes, fruits, etc., sans spécifier autrement. — On aura toujours soin de noter les potages et le bouillon, qui modifient singulièrement la densité des urines.

Nous avons laissé en blanc une partie du tableau réservé pour le tracé des courbes, destinées à représenter les variations d'un ou de plusieurs des éléments normaux ou anormaux de l'urine. On inscrira les chiffres représentant les variations possibles des éléments que l'on étudie, et on tracera les courbes avec des crayons de différentes couleurs, si l'on envisage plusieurs principes à la fois.

Quant aux méthodes applicables à l'évaluation des variations, nous avons dit que la comparaison des précipités, en opérant toujours sur le même volume d'urine, donne des résultats excellents. — Certains dosages très-rapides, comme celui du chlorure de sodium, seront exécutés avec plus d'avantage. Enfin nous savons que l'uromètre de M. Bouchardat permet de suivre les variations du sucre et de l'albumine dans l'urine avec une exactitude suffisante. On fera toujours les corrections de température. (Voyez Formulaire de Bouchardat, art. Essai des urines.) — Avec l'uromètre, on trace également la courbe des variations des matériaux fixes de l'urine (voyez ouvrage cité).

PLANCHE I.

Fig. I. Sédiment provenant de l'urine d'un individu atteint de maladie de Bright.

    1. 1. Cylindres hyalins.

    2. 2. Cylindres granuleux.

    3. Cylindre épithélial après l'action de l'acide acétique : les noyaux se sont ratatinés sous l'influence du réactif ; les contours des cellules sont devenus très-pâles, à peine visibles.

    4. Cylindre muqueux, après addition d'acide acétique qui a fait apparaître l'aspect strié caractéristique. Ces cylindres sont très-abondants dans la préparation.

    5. Cellules épithéliales du rein en voie de dégénérescence graisseuse : le noyau de l'une d'elles est devenu vésiculeux, en même temps que le protoplasma de la cellule se remplit de fins granules de graisse.

    6. Corps granuleux de Gluge : dimensions variables.

    7. Cellules épithéliales du rein, dont le noyau est coloré par le carmin : dimensions $0^m 013$.

    8. Masse granulo-graisseuse dont la forme et les dimensions sont celles d'un glomérule de Malpighi ; largeur $= 0,^m 221$, longueur totale $0^m 306$.

Nous n'avons rencontré qu'une seule fois cette masse granuleuse avec une forme aussi bien déterminée ; nous croyons qu'il s'agit d'un véritable glomérule atteint de dégénérescense graisseuse, et éliminé par suite de la destruction d'une portion considérable de la substance du rein.

    9. Leucocytes : deux ont été traités par l'acide acétique et montrent les nucléoles habituels.

    9. Cristal d'acide urique, brunâtre et fendillé.

Fig. II. Epithélium de l'urèthre obtenu par le cathétérisme.

Fig. III. 1. formes diverses d'épithélium de la vessie. —
2. Epithélium de l'orifice du col.—3. Epithélium de l'uretère.
—4. Epithélium du bassinet (d'après Kœlliker).

Fig. IV. Cristaux de chlorure de sodium tels qu'on les obtient
par l'évaporation spontanée d'une goutte d'urine fraîche sur
une plaque de verre. — Ces formes, dont nous donnons les
plus habituelles, sont modifiées suivant que l'évaporation est
lente ou brusque : dans ce dernier cas les cristaux se groupent
en chevaux de frise. Elles sont déterminées par la présence
de l'urée.

Fig. V. Cristaux de phosphate ammoniaco-magnésien,
formes étoilées (ou en feuilles de fougères) qui se précipitent
lorsqu'on traite une solution de phosphate de magnésie, ou
l'urine ordinaire par l'ammoniaque en excès. Dans l'urine,
ces groupes étoilés sont accompagnés de plaques irrégulières,
granuleuses, très-pâles, constituées par du phosphate de chaux
amorphe, également précipité par l'ammoniaque.

Fig. VI. Spores de la fermentation urinaire: se trouvent
dans tous les sédiments un peu anciens; s'y montrent d'autant plus rapidement que la température est plus élevée et
qu'il y a plus de matières organiques (pus, mucus etc.) dans
l'urine.

Fig. VII. Précipité de phosphate de chaux obtenu en
traitant l'urine par une solution de carbonate de soude au
1/5ᵉ. Ce sont les formes, qui apparaissent immédiatement,
plus tard on peut trouver des groupes d'aiguilles noirâtres
diversement disposées. Les fins granules sont du phosphate
de chaux à l'état amorphe.

Fig. VIII. Sédiment de phosphates terreux observé dans les
urines d'un individu atteint d'ictère, très-peu de temps après
leur émission. Ces urines contenaient une forte proportion
de pigments biliaires, et cependant les cristaux n'étaient
point colorés en jaune, comme l'ont vu quelques auteurs.

1. 1. 1. Formes diverses de phosphate de chaux.

2. 2. 2. Phosphate ammoniaco-magnésien.

Marais. 12

3. Aspect des granules de phosphate de chaux lorsqu'on éloigne l'objectif.

Fig. IX. Aspect d'un précipité d'oxalate de chaux, tel qu'on l'obtient en traitant une solution d'un sel de chaux par l'oxalate d'ammoniaque d'après les méthodes que nous avons indiquées (Recherche des bases des phosphates. — Analyse des calculs urinaires).

N. B. Toutes ces figures ont été dessinées à un grossissement de 300 diamètres environ (n° 6 Vérick).

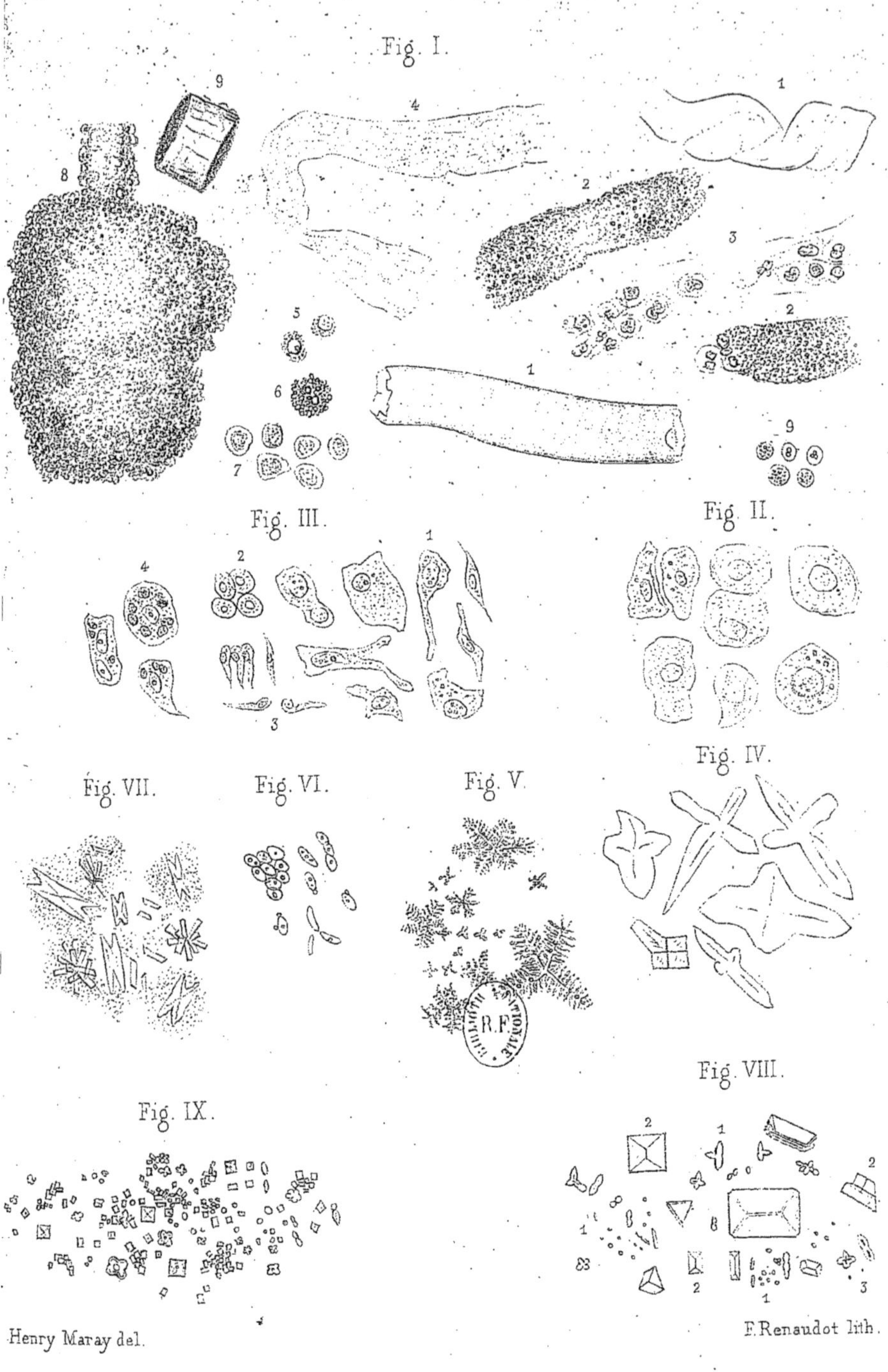

Fig. I.
Fig. II.
Fig. III.
Fig. IV.
Fig. V.
Fig. VI.
Fig. VII.
Fig. VIII.
Fig. IX.
R.F.
Henry Maray del.
F. Renaudot lith.
Imp. Becquet à Paris.

Poids du Corps: _______ Maladie: _______ Age: _______
Taille: _______ Sexe: _______

Traitement _______

| Régime | Aliments _______ |
| | Boissons _______ |

Quantité en 24 heures _______
Densité _______
Réaction A. N. AL. _______
Couleur _______
Aspect { Claire . C _______
         Trouble . T _______
         Sédiment . S _______
Nature du Sédiment: _______

Examen des Urines — Tracé des Courbes

Dates

TABLE ANALYTIQUE DES MATIÈRES.

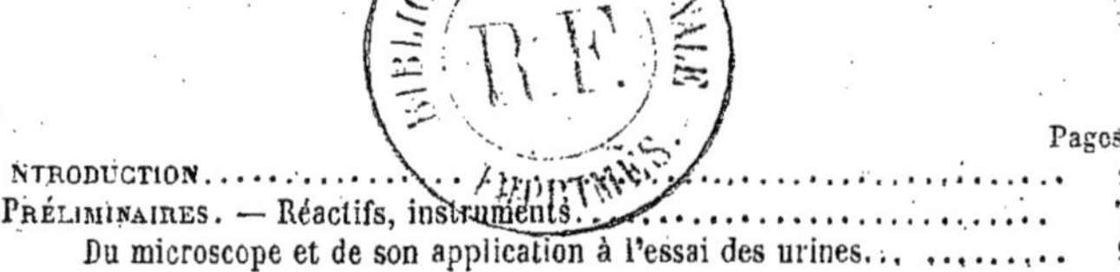

DEUXIÈME PARTIE.

ANALYSE MICRO-CHIMIQUE DES CALCULS URINAIRES.

A. PARENT, imprimeur de la Faculté de Médecine, rue Mr-le-Prince, 31.

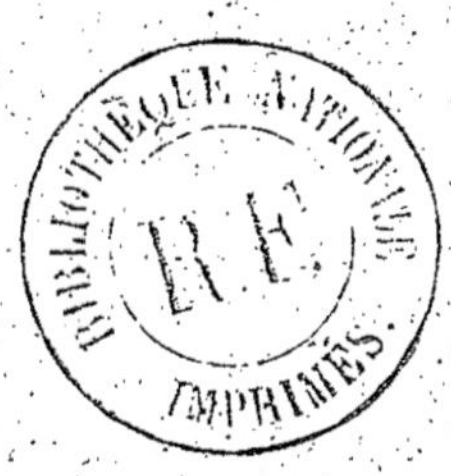

CATALOGUE

F. SAVY

ÉDITEUR

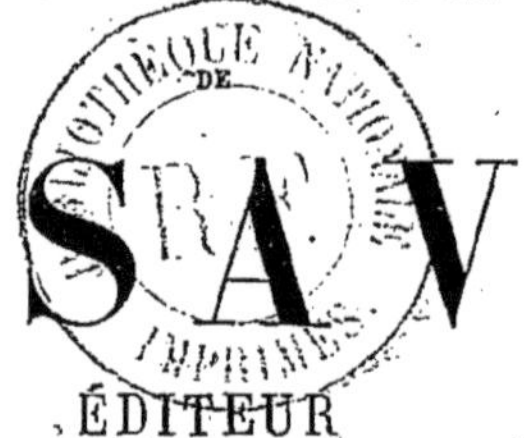

MÉDECINE — CHIRURGIE — PHARMACIE
CHIMIE — PHYSIQUE — MATHÉMATIQUES — GÉOLOGIE
MINÉRALOGIE — PALÉONTOLOGIE — BOTANIQUE — AGRICULTURE
HORTICULTURE — ÉCONOMIE RURALE
ART VÉTÉRINAIRE
ARTS INDUSTRIELS — LITTÉRATURE SCIENTIFIQUE

**Tous les ouvrages de ce Catalogue sont expédiés
par la poste en France et en Algérie FRANCO et sans augmentation
sur les prix désignés**

Joindre à la demande des timbres-poste ou un mandat sur Paris

**On peut se procurer également ces ouvrages
par l'intermédiaire de tous les libraires de la France et de l'étranger**

PARIS

24, RUE HAUTEFEUILLE, 24

PRÈS LE BOULEVARD SAINT-GERMAIN

1ᵉʳ JUILLET 1872.

La Librairie F. SAVY se charge de procurer tous les ouvrages publiés à l'Étranger, principalement en Allemagne et
en Angleterre.

Elle se charge également de faire les Commissions qui lui
sont adressées de France et de l'Étranger.

EN DISTRIBUTION :

Histoire naturelle générale (8 pages). Octobre 1869. . . .   25 c.

Géologie, minéralogie, paléontologie (40 p.). Octobre 1869.   50 c.

Botanique (32 pages). Octobre 1871. . . . .   50 c.

Zoologie (40 pages). Octobre 1872. . . . .   50 c.

Prix du Catalogue complet (un volume in-8 de 120 pages) : **1 fr.**

Ces Catalogues seront envoyés *franco* aux prix indiqués à toute
personne qui en fera la demande

ACHAT AU COMPTANT

DE

LIVRES ANCIENS DE SCIENCES NATURELLES

TABLE DES MATIÈRES

MÉDECINE — CHIRURGIE — PHARMACIE

ANCELET (E.). Études sur les maladies du pancréas. Paris 1866. In-8 de 160 pages. . . . . 2 fr. 50

BAILLON (H.). Programme du Cours d'histoire naturelle médicale, professé à la Faculté de médecine de Paris. Ire partie, **Zoologie médicale.** Paris, 1868. 1 vol. in-18 de 72 pages. 1 fr. 25
—— IIe partie, **Botanique médicale.** Paris, 1869. 1 vol. in-18 de 72 pages. . . . . 1 fr. 25
—— IIIe partie, **Étude spéciale des plantes employées en médecine.** Paris, 1870. 1 vol. in-18. . . . . 1 fr. 25

BARBASTE. De l'état des forces dans les maladies, et des indications qui s'y rapportent. Paris, 1851. 1 vol. in-8. . . . . . 2 fr.
—— **De l'homicide et de l'anthropophagie.** Paris, 1856. 1 volume in-8. (7 50). . . . . 3 fr. 50
—— **Blessé de Solférino. — Balle extraite après 33 mois de séjour dans le corps.** 1866. In-8, de 16 p. . . . . 50 c.
—— **La moralisation médicale.** Paris, 1863. In-18 de 48 p. . 50 c.

BARLAN-FONTAYRAL. Étude sur le seigle ergoté et de l'application de l'ergotine à la cure de la dysenterie et de la diarrhée chronique. Paris, 1858. In-8 de 250. . . . . . . 3 fr. 50

BARTHEZ (P.J.). Traité des maladies goutteuses. Montpellier, 1802. 2 vol. in-8. (8). 4 fr.

BAUDOT (E.), Voies d'introduction des médicaments. Applications thérapeutiques. Paris, 1866. 1 vol. in-8. . . . . 3 fr.
—— **Traité des affections de la peau,** d'après les doctrines de M. Bazin, médecin de l'hôpital Saint-Louis. Paris, 1869. 1 vol. in-8. 7 fr.
Depuis 1850, M. Bazin a successivement enrichi la littérature dermatologique de traités sur les affections artificielles, parasitaires, scrofuleuses, arthritiques, herpétiques, syphilitiques, génériques de la peau ; et aujourd'hui le médecin ou l'élève qui désire connaître ses doctrines est obligé de parcourir huit volumes. Or l'un et l'autre reculent souvent devant une pareille tâche et devant la dépense.
L'auteur a pensé rendre service en résumant en un seul volume dégagé de la masse des observations cliniques, les doctrines de M. Bazin et en permettant ainsi au praticien occupé et à l'élève de les connaître en peu de temps et à peu de frais.
Ancien interne de M. Bazin, il s'est pour ainsi dire identifié avec les doctrines de son maître, qui a du reste approuvé et encouragé la publication de ce volume.
—— **Des doctrines professées sur les affections de la peau, depuis Plenck et Willan jusqu'à nos jours.** Paris, 1870, in-8. 2 fr.

BECKENSTEINER (C.). Études sur l'électricité. — Nouvelle méthode pour son emploi médical. Paris, 1860-1870. 3 tomes avec planches en 5 vol. in-8. . . . . 26 fr. 50

BAUMÈS. Précis historique et pratique sur les diathèses. Paris, 1853. 1 vol. in-8. (5). . . . . 2 fr.
—— **Précis théorique et pratique des maladies vénériennes.** Paris, 1840. 2 vol. in-8. (12). . . . . 6 fr.

BERBEY. Tableau toxicologique indiquant les premiers secours à donner aux personnes empoisonnées, asphyxiées, noyées, pendues, brûlées, mordues, piquées, etc. 1 grande feuille à plusieurs colonnes. . . 2 fr.

BERRUYER (A.). Animalisme ou explication des phénomènes physiologiques des végétaux et des animaux par les animalcules. 1866. In-8 de 50 p. . . . . 1 fr. 50

BERTHIER (P.), médecin de l'hospice de Bicêtre. **Excursions scienti-
fiques dans les asiles d'aliénés de la France.** Paris, 1862-
1870. 4 vol. in-8.. . . . . 10 fr.
—— **Médecine mentale.** Des causes. Paris, 1860. 1 vol. in-8. . 4 fr.
—— **De la folie diathésique.** Paris, 1859. In-8. . . . . 1 fr. 50
—— **Erreurs relatives à la folie.** Paris, 1863. In-8. . . . . 75 c.
BONNET (A). **Des moyens de prévenir la récidive du cancer
du sein après son extirpation.** Lyon, 1847. In-8 de 24 pages. 75 c.
—— **Du soulèvement et de la cautérisation profonde du
cul-de-sac rétro-utérin dans les rétroversions de la ma-
trice.** Lyon, 1858, in-8 de 32 pages. . . . . 75 c.
—— **De l'éducation du médecin.** Lyon, 1852. In-8 de 35 p. . 75 c.
BORDEU. Œuvres complètes, précédées d'une notice sur l'auteur
par RICHERAND. Paris, 1818. 2 vol. in-8. . . . . 4 fr.
BOUCHARD, professeur agrégé à la Faculté de médecine de Paris, médecin des hôpitaux. **Recherches nouvelles sur la pellagre.** Paris,
1862. 1 vol. in-8 de 400 pages. . . . . 6 fr.
Ouvrage couronné par les Sociétés de médecine de Lyon et Strasbourg (prix de
500 fr.), et honoré d'un encouragement de 1,000 fr. par l'Institut (Académie des
sciences).
—— **De la pathogénie des hémorrhagies** Paris, 1869. 1 vol. in-8
avec fig. . . . . 3 fr. 50
—— **Études expérimentales sur l'identité de l'herpès circiné
et de l'herpès tonsurant.** 1861. Brochure in-8. . . . . 75 c.
**BRACHET. Recherches expérimentales sur les fonctions du
système nerveux ganglionnaire** et sur leur application à la pathologie. 2e édition. Paris, 1837. 1 vol. in-8(7). . . . . 3 fr.
Ouvrage couronné par l'Institut.
—— **De l'emploi de l'opium dans les phlegmasies des mem-
branes muqueuses, séreuses et fibreuses.** Paris, 1838. In-8.
(3.50). . . . . 2 fr. 50
—— **Traité de l'hystérie.** Paris, 1849. 1 vol. in-8 (7.50). . . . 3 fr.
Ouvrage couronné par l'Académie de médecine.
—— **Traité complet de l'hypochondrie.** Paris, 1844. 1 vol. in-8 de
730 p. (9) . . . . 3 fr.
—— **Traité pratique des convulsions dans l'enfance.** 2e édition.
Paris, 1839. 1 vol. in-8 de 46 p. (9). . . . . 2 fr.
CAVARRA (A.). **Des maladies de la femme et des médica-
ments les plus efficaces à employer dans leur traitement,**
précédé d'un aperçu hygiènique. 2e édition. Paris, 1843. In-18 de
240 p. . . . . 1 fr. 50
COULON (A.), professeur à l'École de médecine d'Amiens. **Traité cli-
nique et pratique des fractures chez les enfants.** Paris, 1861.
1 vol. in-8 . . . . 4 fr.
Ouvrage couronné par la Société de médecine de Lille.
—— **De l'angine couenneuse** et du croup considérés au point de vue
du diagnostic et du traitement. 2e édition. Paris, 1867. In-8 de 100 p. 2 fr.
—— **De l'ophthalmie purulente chez les enfants.** In-8. 1 fr.
—— **De la fièvre typhoïde dans la première enfance.** 1860.
In-8. . . . . 1 fr.
CURY (J.-B). **Tableaux synoptiques des artères,** exposant la
disposition générale de ce système de vaisseaux et les rapports de ses par-
ties entre elles et avec les troncs pulmonaires et aortiques. Paris, 1835.
In-8 oblong de 16 p. . . . . 75 c.

DESPINE (Prosper). Psychologie naturelle. Étude sur les facultés intellectuelles et morales dans leur état normal et dans leurs manifestations anomales chez les aliénés et chez les criminels.

Tome I contenant une étude sur les facultés intellectuelles et morales, sur la raison, sur le libre arbitre et sur les actes automatiques.

Tome II contenant une étude psychologique sur les aliénés et sur les criminels. Parricides-homicides.

Tome III contenant une étude psychologique sur les criminels (*suite et fin*). Infanticide. — Suicides. — Incendiaires. — Voleurs. — Prostituées. — Bases du traitement moral auquel doivent être soumis les criminels et les délinquants. Paris, 1869. 3 vol. in-8 de 800 pages chacun. . . . . . 21 fr.

—— **De la contagion morale.** Paris, 1870. In-8 de 24 p. . . . 1 fr.

—— **Le démon alcool.** Ses effets désastreux sur le moral, l'intelligence et le physique. Paris, 1871. In-8 de 48 p. . . . . 1 fr. 50

—— **De l'imitation considérée au point de vue des différents principes qui la déterminent.** Paris, 1871. In-8 de 31 p. 1 fr. 25

DESPLATS (V.) et GARIEL, professeurs agrégés à la Faculté de médecine de Paris. **Nouveaux éléments de physique médicale**, précédés d'une préface, par M. Gavarret, professeur de physique médicale, à la Faculté de médecine de Paris. Paris, 1870. 1 vol. petit in-8, cart. en toile anglaise, avec 502 figures dans le texte. . . . . 10 fr.

La nécessité de l'introduction de la physique dans les études biologiques est, tous les jours, mieux et plus universellement comprise.

Un livre de physique, fortement empreint de ce caractère élémentaire qui n'exclut pas la rigueur de la démonstration, dans lequel se trouvent exposés, avec tous les développements convenables et avec les seules ressources des données expérimentales, les principes fondamentaux de la mécanique, en même temps que les principales lois de la chaleur, de l'électricité, de la lumière, de l'acoustique, des actions moléculaires, doit être désormais considéré comme un complément nécessaire des traités de physiologie, d'hygiène et même de pathologie. Toutes ces qualités se trouvent réunies dans les *Nouveaux éléments de physique médicale* publiés par MM. Gariel et Desplats ; nous ne saurions trop recommander cet ouvrage à l'attention des élèves des Facultés de médecine. Professeurs agrégés de la Faculté de médecine de Paris, préparés par des études approfondies des rapports des sciences physiques et des sciences biologiques, et aussi par une longue pratique de l'enseignement, MM. Gariel et Desplats ont prouvé qu'ils possédaient les connaissances et les aptitudes nécessaires pour mener à bonne fin une œuvre dont, mieux que personne, ils comprenaient toutes les difficultés.

DESSAIX (J.-M.). De la médecine conjecturale, soi-disant rationnelle, et **de la médecine positive**, coup d'œil d'un homœopathe. Lyon, 1843. In-8 de 190 p. . . . . 75 c.

DES VAULX (J.-P.). Guide pour le traitement des maladies vénériennes, à l'usage des gens du monde, avec 4 planches coloriées, dessinées par le docteur CLAPARÈDE. Paris, 1862. 1 vol. in-32, de 192 pages. . . . . 1 fr.

DEVAY (F.). De la médecine morale. Paris, 1861. Br. in-8. 2 fr. 50

—— **De quelques causes de maladies particulières à notre temps.** Paris, 1859. In-8 de 32 pages. . . . . 1 fr.

—— **et GUILLIERMOND. Recherches nouvelles sur le principe de la ciguë (conicine)**, et de son mode d'application aux maladies cancéreuses et aux engorgements de la matrice et du sein. 2° édition. Paris, 1853. In-8 (4). . . . . 2 fr.

DRAGENDORFF, professeur à l'Université de Dorpat. **Traité de toxicologie**, traduit par E. Ritten, professeur agrégé à la Faculté de médecine de Strasbourg. Paris, 1873. 1 vol. petit in-8. (*Sous presse*)

DRUHEN, professeur à l'École de médecine de Besançon. **Du tabac.** Son influence sur la santé et sur les facultés intellectuelles et morales. Hygiène des fumeurs. 2ᵉ édition. 1867. In-18. . . . . 1 fr. 50

——— **De l'influence du journalisme sur la santé du corps et de l'esprit.** 1871. In-18. . . . . 75 c.

DUBRUEIL (A.), professeur agrégé à la Faculté de médecine de Paris, chirurgien des hôpitaux. **De l'amputation intra-deltoïdienne.** Paris, 1866. In-8. . . . . 75 c.

——— **Manuel d'opérations chirurgicales.** Paris, 1870. 1 vol. in-18, cart. en toile anglaise avec 28 pl. coloriées. . . . . 10 fr.

——— **Manuel opératoire des résections.** Paris, 1871. In-8 de 64 p. avec 17 figures. . . . . 2 fr. 50

——— **Des indications que présentent les luxations de l'astragale.** Paris. 1864. In-4 de 41 pages et planches. . . . . 2 fr.

——— **De l'iridectomie.** Paris, 1866. In-8 de 90 pages. . . . . . 2 fr.

——— **Des diverses méthodes du traitement des plaies.** Paris, 1869. In-8 de 95 p. . . . . 2 fr.

——— **Mélanges d'orthopédie.** Paris 1870. In-8. de 32 p. et 1 pl. 1 fr. 25

——— **Note sur la cicatrisation des os et des nerfs.** Paris, 1867. In-8. . . . . 50 c.

——— **Recherches** sur l'action physiologique du sulfocyanure de potassium (en collaboration avec M. Legros). In-8 de 4 pages. . . . . 50 c.

——— **Note sur le traitement des rétractions des muscles fléchisseurs des doigts.** Paris, 1870. In-8 de 12 pages. . . . . . 50 c.

DUMERIL (Aug.). De la texture intime des glandes, des produits de sécrétion en général. Paris, 1844. In-8 de 128 p. 1 fr. 25

——— **Des odeurs, de leur nature et de leur action physiologique.** Paris, 1843. In-4 de 8 p. . . . . 25 c.

DESPASQUIER (A.). Des eaux de source et des eaux de rivière sous le rapport hygiénique et industriel. Paris, 1840. In-8 de 44 pages. . . . . 4 fr.

DURAND (de Lunel), médecin principal de 1ʳᵉ classe. **Théorie électrique du froid, de la chaleur et de la lumière,** doctrine de l'unité des forces physiques, avec un Avant-propos sur l'action physiologique de l'électricité. Paris, 1863. In-8 de 36 pages. . . . . . . 1 fr. 50

——— **Traité dogmatique et pratique des fièvres intermittentes,** suivi d'une Notice sur le mode d'action des eaux de Vichy dans le traitement des affections consécutives à ces maladies. Paris, 1862. 1 vol. in-8. . . . . 6 fr. 50

——— **Nouvelle théorie de l'action nerveuse** et des principaux phénomènes de la vie. Paris, 1863. 1 vol. in-8. . . . . 7 fr. 50

——— **Des incidents du traitement thermo-minéral de Vichy.** Paris, 1864, in-8°. . . . . 1 fr. 50

——— **Des indications et des contre-indications des eaux de Vichy.** Paris, 1872. In-18 de 226 p. . . . . 2 fr.

ÉBRARD. Le livre des gardes-malades et des mères de famille. Instructions sur les soins à donner aux malades et aux enfants. 6ᵉ édition. Paris, 1867. 1 vol. in-18. . . . . 2 fr.

FERRAND, ancien chef de clinique de la Faculté. **De la médication antipyrétique.** Paris, 1869. 1 vol. in-8. . . . . 2 fr. 50

——— **L'aphasie et la psychologie de la parole.** Paris, 1870. In-8 de 23 pages. . . . . 1 fr. 25

FLORET (P.). Documents chirurgicaux, principalement sur les maladies de l'utérus. Paris, 1862. 1 vol. in-8, avec pl. (4). 5 fr.

FREMINEAU (H.). Traitement curatif des maladies des voix respiratoires et de la phthisie pulmonaire en particulier par le phosphate acide de chaux. In-8 de 24 pages. . . . . 1 fr.

FREY (H.), professeur à l'Université de Zurich. **Traité d'histologie et d'histochimie,** traduit de l'allemand sur la 2ᵉ édition, par le Dᴿ P. SPILLMANN, avec des note est un appendice sur la spectroscopie du sang, par M. RANVIER, préparateur du cours de médecine expérimentale au Collège de France, et revu par l'auteur. Paris, 1871. 1 fort volume in-8 de 800 p., avec 530 gravures dans le texte, et une planche chromolithographiée. . . 16 fr.

—— **Le microscope, manuel à l'usage des étudiants,** traduit de l'allemand sur la 2ᵉ édition, par P. SPILLMANN. Paris, 1867. 1 vol. in-18, avec 62 figures dans le texte et une note sur l'emploi des objectifs à correction et à immersion. . . . . 4 fr.

FUSTER (J.), professeur à la Faculté de médecine de Montpellier. **Monographie clinique de l'affection catarrhale.** Paris, 1861. 1 vol. in-8 de 616 p. (7). . . . . 3 fr.

GARIEL (C. M.), professeur agrégé à la Faculté de médecine de Paris. **De l'ophthalmoscope.** Paris, 1869. In-8 de 48 p. . . . . . 1 fr. 50

GAUTHIER (A.). Recherches historiques sur l'exercice de la médecine dans les temples, chez les peuples de l'antiquité, etc. Paris, 1844. In-18 de 164 p. . . . . 1 fr. 25

—— **Observations pratiques sur le traitement des maladies syphilitiques par l'iodure de potassium.** Paris, 1845. In-8 de 104 p. . . . . 1 fr.

GUETTET, médecin directeur de l'établissement hydrothérapique de Saint-Seine. **De l'hydrothérapie.** Paris, 1870. In-8 de 16 pages. . 75 c.

GUIEN (Dᴿ A.). Du charlatanisme, ou véritables moyens de parvenir dans la pratique de la médecine, adressé aux jeunes médecins. Paris, 1852. In-18 de 82 p. 0 fr. 75

GUITARD (J.). Histoire de l'électricité médicale comprenant l'étude des instruments et appareils, le résumé des auteurs, un choix d'observations. Paris, 1854. 1 vol. in-18 de 396 p. . . . 3 fr. 50

GUYÉTANT. Nouvelle considération sur la longévité humaine. Paris, 1863. In-18 de 133 p. . . . . 1 fr. 25

—— **Le médecin de l'âge de retour et de la vieillesse,** ou conseils aux personnes des deux sexes qui ont passé l'âge de 45 ans. 3ᵉ édition. Paris, 1844. 1 vol. in-18 de 400 p. . . . . 2 fr.

HARDY, préparateur de pharmacologie à la Faculté de médecine de Paris. **Principes de chimie biologique.** Paris, 1871. 1 vol. in-18 de 600 pages avec fig. et un tableau chromolithographié, représentant la spectroscopie du sang. 7 fr.

Les observations et les découvertes dont la chimie biologique s'est enrichie depuis plusieurs années ne se trouvent réunies en corps de doctrine dans aucun traité élémentaire. L'ouvrage que nous annonçons a pour but de combler cette lacune. L'auteur s'est efforcé d'exposer dans un cadre restreint les recherches modernes touchant la composition chimique des tissus et des liquides de l'organisme, les méthodes nouvelles qu'elles fournissent pour en doser les éléments principaux, les données particulières à l'aide desquelles on peut reconnaître les substances qui se rencontrent le plus habituellement dans la pratique journalière, enfin M. E. Hardy a cherché à résumer les théories qui permettent de coordonner les faits et de parvenir à les interpréter.

Autant que possible, M. E. Hardy a cité les analyses qui présentent le plus de garanties d'exactitude. Les formules ont été écrites avec les nouveaux poids atomiques.

Il est inutile d'insister sur l'étendue des recherches, la discussion d'un grand nombre d'analyses et de vues théoriques, d'études et d'expériences personnelles que cet ouvrage a exigées.

HUBERT RODRIGUE (D.). Clinique médicale de Montpellier. Constitutions médicales et épidémiques. — Climat de Montpellier. Paris, 1855. 1 vol. in-8 de 300 p. . . . . 2 fr.

JANTET (Charles et Hector). De la vie et de son interprétation dans les différents âges de l'humanité. Paris, 1860. 1 vol. in-8. . 5 fr.

—— **Doctrine médicale matérialiste.** Paris, 1866. 1 vol. in-8. 6 fr.

JOULIN (D.), professeur agrégé à la Faculté de médecine de Paris. **Traité complet théorique et pratique des accouchements.** Paris, 1867. 1 fort volume grand in-8, de 1,200 pages avec 150 figures dans le texte. . . . . 16 fr.

M. Joulin a écrit un Traité des accouchements aussi complet que possible; les matériaux de son livre, puisés aux meilleures sources, n'ont été acceptés qu'après une critique aussi impartiale que judicieuse; l'auteur, après s'être approprié tous ces éléments, les a fort habilement mis en œuvre et fondus ensemble de la façon la plus heureuse. Le livre du savant agrégé de la Faculté de Paris n'est point une simple œuvre de vulgarisation, et la personnalité de l'auteur s'affirme d'une façon originale dans maint chapitre important.

Une innovation excellente est d'avoir placé à la fin de chaque chapitre un résumé en une ligne au plus de tout un paragraphe, ce qui fait de ce traité un excellent memento pour repasser à la veille d'un examen.

Les lecteurs soucieux d'approfondir un point spécial d'obstétrique trouveront à la fin de chaque chapitre un résumé bibliographique des plus complets.

Un grand nombre de gravures intercalées dans le texte, exécutées avec un soin peu ordinaire dans les traités d'accouchements publiés jusqu'à ce jour, en rendent l'intelligence facile.

—— **Des cas de dystocie appartenant au fœtus.** Paris, 1863, in-8. . . . . 3 fr.

——. **Du forceps et de la version dans les cas de rétrécissement du bassin.** Paris, 1865. 1 vol. in-8. . . . . 2 fr. 50

Prix Capuron. Mémoire couronné par l'Académie de médecine.

KŒBERLÉ, professeur agrégé à la Faculté de médecine de Strasbourg. **Manuel opératoire de l'ovariotomie, suivi d'observations encore inédites, qui ont présenté des particularités exceptionnelles.** Paris. 1870. In-8 de 24 pages. . . . . 1 fr.

LADREY, professeur à l'École de médecine de Dijon. **Programme d'un cours de pharmacie.** Paris, 1868. 1 vol. in-18. . . 1 fr. 25

—— **Les établissements industriels et l'hygiène publique.** Paris, 1867. 1 vol. in-8. . . . . 2 fr. 50

Ce volume contient l'exposé complet de la législation qui régit les établissements incommodes, dangereux et insalubres.

LANGLEBERT (Edmond). Traité théorique et pratique des maladies vénériennes, ou leçons cliniques sur les affections blennorrhagiques, le chancre et la syphilis, recueillies par M. EVARISTE MICHEL, revues et publiées par le professeur. Paris, 1864. 1 vol. in-8 de 700 pages, avec une bibliographie complète des ouvrages publiés jusqu'à ce jour sur la syphilis. . . . . 8 fr.

Les discussions doctrinales n'ont point fait oublier à l'auteur que la médecine est avant tout l'art de guérir : *Primo sanare, deinde philosophari.* Aussi M. Langlebert a apporté le plus grand soin à l'étude du diagnostic et du traitement et il a fait tous ses efforts pour que son livre offrît aux jeunes médecins, non-seulement le tableau fidèle de l'état actuel de la science, mais encore un guide qui leur aplanît les difficultés de la pratique. La blennorrhagie et toutes ses complications chez l'homme et chez la femme, le chancre, les accidents secondaires et tertiaires de la syphilis constitutionnelle, la syphilis infantile, les questions d'hygiène sociale et de médecine légale qui s'y rattachent, y sont séparément décrits et exposés avec soin.

LAPORTE (DE). Hygiène de la table. Traité du choix des aliments dans leurs rapports avec la santé. Paris, 1870. 1 vol. in-8° de 528 pages 6 fr.

Extrait de la table des matières. — Introduction. — Du régime. — Des fruits. — Des légumes. — Des céréales. — Des poissons. — Des gibiers. — Des volailles. — Des viandes de boucherie. — Des produits animaux. — Des aliments de luxe. — Des condiments, etc.

LEE (Henry). Leçons sur la syphilis. De l'inoculation syphilitique et de ses rapports avec la vaccination; leçons professées à l'hôpital Saint-George, traduites de l'anglais par le docteur EDMOND BAUDOT. Paris, 1863. In-8 de 120 pages. . . . . 2 fr. 50

LEGRAND DU SAULLE, médecin de l'hospice de Bicêtre, etc. **La folie devant les tribunaux.** Paris, 1864. 1 vol. in-8 de 600 pages. 8 fr.
Ouvrage couronné par l'Institut de France.

LEMARCHAND, médecin aux bains de mer du Tréport. **Des bains de mer sur les plages du Nord.** Conseils aux baigneurs. Paris, 1868. 1 vol. in-18. . . . . 1 fr.

LERICHE (Emile). La suppuration. Recherches modernes. Paris, 1872. Grand in-8 de 102 pages. . . . . 2 fr.

LEROY (Camille). Considérations sur les affections fébriles, ou maladies aiguës. Paris, 1846. 1 vol. in-8. . . . . 2 fr.

LISLE (E.), ancien médecin en chef de l'hospice des aliénés de Marseille. **Du traitement de la congestion cérébrale et de la folie avec congestion et hallucinations.** Paris, 1871. 1 vol. in-8 de 406 p. . . . . 7 fr.

LOISEAU (de Montmartre). **Traitement préventif du croup par le tannage.** Paris, 1862. In-8. . . . . 75 c.

LOUMAIGNE (L.). De la hernie de l'ovaire. Paris, 1869. In-8 de 48 pages. . . . . 1 fr. 50

LUCAS (Louis), La médecine nouvelle, basée sur des principes de physique et de chimie transcendantales, comprenant les principes de médecine, la physiologie (système nerveux, circulation et respiration), la pathologie. Paris, 1862-1863. 2 vol. in-18 formant ensemble 650 p. 8 fr.

LUNIER (L.), inspecteur général du service des aliénés, et du service sanitaire des prisons de France. **Études sur les maladies mentales et sur les asiles d'aliénés.** De l'aliénation mentale et du crétinisme en Suisse, étudiés au point de vue de la législation, de la statistique, du traitement et de l'assistance. Paris, 1868. 1 vol. in-8. . . . . . . 5 fr.

—— **Des placements volontaires dans les asiles d'aliénés.** Études sur les législations françaises et étrangères. Paris, 1868. Brochure in-8. . . . . 1 fr. 50

—— **Des aliénés dangereux,** étudiés au triple point de vue clinique, administratif et médico-légal. Paris, 1869. In-8 de 30 p. . . . . 1 fr. 25

—— **De l'augmentation progressive du chiffre des aliénés et de ses causes.** Paris, 1870. In-8 de 16 pages et tableaux. . . 75 c.

—— **De l'isolement des aliénés considéré comme moyen de traitement et mesure d'ordre public.** Paris, 1871. In-8 de 16 p. 75 c.

—— et **ROUSSELIN. Étude médico-légale sur l'état mental de M. du P...** Paris, 1870. In-8 de 56 p. . . . . 1 fr. 25

MACARIO. De l'influence médicatrice du climat de Nice où guide des malades dans cette ville. 2ᵉ édit. Paris, 1862. In-18 de 156 p. 1 fr. 25

MAISONNEUVE (J. G.), chirurgien de l'Hôtel-Dieu de Paris. **Clinique chirurgicale.** Tome second, contenant les Affections cancéreuses, la Ligature extemporanée, les Tumeurs de la langue, les Maladies de l'ovaire, les Hernies, etc. Paris, 1864. 1 vol. grand in-8 de 700 p. avec figures dans le texte. . . . . 8 fr.

—— **Leçons cliniques sur les affections cancéreuses,** professées à l'hôpital Cochin, recueillies et publiées par le docteur ALEXIS FAVROT.
Iʳᵉ PARTIE, comprenant les Affections cancéreuses en général. In-8 avec planches lithographiées. Paris, 1852. In-8. . . . . 2 fr. 50
IIᵉ PARTIE, comprend les Affections cancéreuses du sein. 1854. In-8. 2 fr. 50

MAISONNEUVE (J. G.), chirurgien de l'Hôtel-Dieu de Paris. **Le périoste et ses maladies.** Paris, 1859. In-8. . . . . 2 fr. 50

—— **Mémoire sur la désarticulation totale de la mâchoire inférieure.** Paris, 1859. In-4, avec planches noires. . . . . . . 6 fr. Avec planches coloriées. . . . . 12 fr.

—— **De la ligature extemporanée** et de sa supériorité sur l'instrument tranchant pour l'extirpation de toutes les tumeurs pédiculées ou pédiculables, avec description des instruments nouveaux destinés à son exécution. 1860. 1 vol. in-4 avec planches. . . . . 6 fr.

MANGIN (Arthur). De la liberté de la pharmacie. Paris, 1864. In-8 de 48 p. . . . . 1 fr.

MASSE (J. N.). Petit atlas complet d'anatomie descriptive du corps humain. *Ouvrage adopté par le conseil impérial de l'instruction publique.* Nouvelle édition augmentée des tableaux synoptiques d'anatomie descriptive. Paris, 1869. 1 vol. in-18 relié de 113 planches gravées en taille-douce, avec texte en regard . . . . 20 fr.

—— LE MÊME OUVRAGE relié avec la tranche supérieure dorée, avec les planches coloriées. 36 fr.

Plus de quarante mille exemplaires vendus depuis son apparition, des traductions dans toutes les langues attestent suffisamment l'accueil qui a été fait à cette utile publication. L'Atlas d'anatomie de Masse est devenu le *vade-mecum* de l'amphithéâtre.

—— **Anatomie synoptique**, ou résumé complet d'anatomie descriptive du corps humain. Paris, 1867. 1 vol. in-18 de 116 pages. 2 fr.

Ces tableaux synoptiques sont extraits de la nouvelle édition du Petit Atlas d'anatomie descriptive. On a fort approuvé l'idée qui a présidé à ce travail qui, sous une forme concise, est très-utile pour revoir rapidement les articulations, les insertions musculaires, l'angéiologie, la névrologie.

MAURIAC (Ch.), médecin de l'hôpital du Midi. **Étude sur les névralgies réflexes symptomatiques de l'orchi-épididymite blennorrhagique.** Paris, 1870. 1 vol. in-8 de 115 pages. . . . . . 2 fr. 50

(Voyez page 14, WEST. *Leçons sur les maladies des femmes.*)

MAYGRIER (A.). Les remèdes contre la rage, aperçu critique, historique et bibliographique depuis le seizième siècle jusqu'à nos jours. Paris, 1866. In-8 de 16 pages. . . . . 50 c.

MESSAGER. Traité pratique des maladies des femmes. 2ᵉ édition. Paris, 1851. In-18 de 230 p. . . . . 1 fr. 25

MILLET (Auguste), médecin de la colonie pénitentiaire de Mettray. **Traité complet de la diphthérie.** Paris, 1863. 1 vol. in-8. 6 fr.

Ouvrage couronné par la Société des sciences médicales et naturelles de Bruxelles

—— **De la diphthérie du pharynx.** Paris, 1862. In-8. . 2 fr. 25

Mémoire couronné (médaille d'or) par la Société centrale de médecine du département du Nord.

—— **De l'emploi thérapeutique des préparations arsenicales.** 2ᵉ édition entièrement refondue. Paris, 1865. 1 vol. in-8. . 4 fr.

Mémoire couronné par la Société centrale de médecine du département du Nord.

MIOT (C.). Traité pratique des maladies de l'oreille. Paris, 1871. 1 vol. gr. in-8 de 340 pages avec 18 figures dans le texte et 4 planches chromolithographiées représentant 38 figures . . . . 8 fr.

« L'auteur, M. C. Miot, a dit M. Richet en présentant ce livre à l'Académie de médecine, a envisagé son sujet surtout au point de vue pratique : la théorie y tient moins de place que l'observation clinique, ce dont il faut le féliciter. C'est donc un livre qui s'adresse aussi bien aux médecins praticiens qu'aux étudiants.

« En outre des figures intercalées dans le texte, de fort belles planches en chromolithographie sont jointes au texte et représentent le tympan normal et les différents états pathologiques de cette membrane et du conduit auditif entamé. Le traité de M. C. Miot est un livre qui marque un réel progrès dans la pathologie auriculaire. »

MOUCHON (E.). Monographie des principaux fébrifuges indigènes considérés comme succédanés du quinine. Paris, 1856. In-8 de 150 pages. . . . . 2 fr. 50

NAQUET (A.), professeur agrégé à la Faculté de médecine de Paris. **Précis de chimie légale.** Guide pour la recherche des poisons, l'examen des armes à feu, des empreintes, l'analyse des cendres, l'altération des écritures, des monnaies, des alliages, des denrées et la détermination des taches dans les expertises chimico-légales, à l'usage des médecins, pharmaciens, chimistes, experts, avocats, etc. Paris, 1873. 1 vol. in-18 avec figures dans le texte. . . . . 3 fr. 50

—— **Cours de chimie pratique,** d'après les théories modernes, p. 17.

—— **Principes de chimie,** fondés sur les théories modernes, p. 17.

NEUBAUER, professeur de chimie et de pharmacie au laboratoire de chimie de Wiesbaden, et **VOGEL**, directeur, professeur de médecine à l'Institut pathologique de Halle. **De l'urine et des sédiments urinaires.** Propriétés et caractères chimiques et microscopiques des éléments normaux et anormaux de l'urine, analyse qualitative et quantitative de cette sécrétion. Description et valeur séméiologique de ses altérations pathologiques, etc.; précédé d'une introduction par R. Fresenius, traduit de l'allemand sur la 5e édition, par le docteur L.-A. Gautier. Paris, 1870. 1 vol. gr. in-8, avec 4 planches col. et 31 figures dans le texte. . . . . 10 fr.

L'ouvrage de MM. Neubauer et Vogel est un livre essentiellement pratique, dont l'utilité est éloquemment démontrée par l'empressement avec lequel il a été accueilli. L'urine est, au point de vue physiologique, la sécrétion la plus importante de l'organisme, et sous l'influence des maladies elle subit des modifications dont la connaissance offre au médecin praticien de précieuses ressources pour le diagnostic et le traitement d'un grand nombre d'affections.

PARSEVAL (L. de). Homœopathie et allopathie. Paris, 1856. In-8 de 652 p. (8). . . . . 5 fr.

PASSOT (Ph.). Études et observations obstétricales. 1 vol. in-8 . . . . 2 fr.

PHILIPEAUX (R.), correspondant de la Société impériale de chirurgie, etc. **Traité de thérapeutique de la coxalgie,** suivi de la description de **l'appareil inamovible,** pour le traitement des coxalgies, par le professeur Verneuil. Paris, 1867. 1 vol. in-8 avec figures intercalées dans le texte. . . . . 8 fr.

PLANCHON (G.), professeur à l'École supérieure de pharmacie de Paris. **Guide pratique** pour la détermination des drogues simples et usuelles. Paris, 1873. 1 fort vol. in-8 avec figures dans le texte (*sous presse*).

—— **Des quinquinas.** Paris, 1866. 1 volume in-8 . . . . . 5 fr. 50

Pour les autres publications de M. Planchon, voy. nos Catalogues d'histoire naturelle.

PRAVAZ (Ch. G.). Traité théorique et pratique des luxations congénitales du fémur, suivi d'un appendice sur la prophylaxie des luxations spontanées. Paris, 1847. 1 vol. in-4 avec 10 pl. (20). . . . . . 12 fr.

PRAVAZ (fils). Essai sur les déviations latérales de la colonne vertébrale. Amsterdam, 1862. In-4 de 90 p. . . . . . 3 fr. 50

PROS, La goutte. Traitement hygiénique. In-8 de 97 pages. . . 1 fr.

PUECH (A.). De l'atrésie des voies génitales de la femme. Paris, 1864. In-4. . . . . 5 fr.

—— **De l'hématocèle péri-utérine.** Paris, 1861. In-8. . . 1 fr. 50

—— **De l'hématocèle péri-utérine et de ses sources.** Paris, 1858. 1 vol. in-8. . . . . 3 fr.

PUECH (A.) Des anomalies de l'homme, de leur fréquence relative. Paris, 1871. In-8 de 104 p. . . . . 2 fr. 50

—— **Étude sur un monstre double compliqué de deux autres monstruosités.** Paris, 1850, In-8 de 40 p. avec pl. lith. 1 fr.

QUANTIN (Émile). Prostitution et syphilis. Paris, 1863. 1 vol. in-18. . . . . 1 fr. 25

—— **De la chorée.** Dijon, 1859. 1 vol. in-18. . . . . 5 fr.

RAPOU (A.). Histoire de la doctrine médicale homœopathique: son état actuel dans les principales contrées de l'Europe. Application pratique des principes et des moyens de cette doctrine au traitement des malades. Lyon, 1847. 2 volumes in-8 avec un portrait gravé de Hahnemann. . . . . 15 fr.

REBOLD (E.). L'électricité, moteur de tous les rouages de la vie. Paris, 1869. 1 vol. in-8 avec 6 pl. . . . . 6 fr.

RICHARD (DE NANCY). **Traité de l'éducation physique des enfants.** 5e édition, augmentée. Paris, 1861. 1 vol. in-18 de 300 p.. . 2 fr.

—— **Commentaire physiologique sur la personne d'Horace.** Paris, 1863. 1 vol. in-18. . . . . 3 fr. 50

RIOUX (J.). La médecine des familles ou Traité des propriétés médicinales, des plantes indigènes et de celles qui sont généralement cultivées en France ; contenant, pour chaque espèce : sa description botanique ; ses propriétés alimentaires et médicinales ; l'indication de la manière dont on doit l'employer ; les soins à prendre pour la récolter, la sécher et la conserver ; le traitement de l'empoisonnement par celles qui sont vénéneuses. Paris, 1862. 1 volume in-18. . . . . 1 fr.

ROBERT (A.). Guide du médecin et du touriste aux bains de la vallée du Rhin, de la Forêt-Noire et des Vosges. 2e édition. Paris, 1869. 1 vol. in-18-cart. en toile anglaise. . . . . 6 fr.

ROCHEBRUNE (A. T. DE). Sur un fœtus humain, appartenant à la famille des anencéphaliens. Paris, 1869. In-8 de 50 p. et pl. 1 fr. 50

—— **Essai de statistique médicale** suivi d'observatione médico-chirurgicale sur les ambulances d'Angoulême. Paris, 1871. in-4 de 46 pages avec tableaux. . . . . 4 fr.

SABATIER (A.), professeur agrégé à la Faculté de médecine de Montpellier. **Recherches anatomiques et physiologiques** sur les appareils musculaires correspondant à la vessie et à la prostate dans les deux sexes. Paris, 1864, in-8 avec 4 pl. . . . . 3 fr. 50

—— **Réflexions sur un cas rare de transposition générale des viscères,** avec conservation de la direction normale du cœur. Paris, 1865. 1 vol. in-8 avec pl. . . . . 2 fr.

—— **De l'absorption.** Paris, 1866, in-8. . . . . 3 fr. 50

SALES-GIRONS, médecin inspecteur de l'établissement de Pierrefonds. **Traitement de la phthisie pulmonaire** par l'inhalation des liquides pulvérisés et par les fumigations de goudron. Paris, 1860. 1 vol in-8 de 600 pages. . . . . 5 fr.

SAUVAGE (G. E.). Recherches sur l'état sénile du crâne Paris, 1870. 1 vol. gr. in-8 avec planches. . . . . 3 fr. 50

SEMANAS. Doctrine pathogénique fondée sur le digénisme phlegmasi-toxique et ses composés morbides. Paris, 1858. 1 vol. in-8. (4 fr. 50). . . . . 2 fr.

—— **Traité des frictions quiniques chez les enfants.** Paris, 1859. 1 vol. in-8. (4 fr. 50). . . . . 2 fr.

SERAINE (Dr Louis). De la santé des gens mariés, ou physiologie de la génération de l'homme et hygiène philosophique du mariage. 8ᵉ édition. Paris, 1872. 1 beau vol. in-18 de 400 p. . . . . 3 fr.

SOMMAIRE DES PRINCIPAUX CHAPITRES DE LA TABLE DES MATIÈRES.

I. Du sens génésique. — II. Des organes reproducteurs. — III. Limite de la puissance sexuelle. — IV. Du mariage et de la maternité. — V. Du célibat et de ses inconvénients. — VI. Conformation vicieuse des organes reproducteurs. — VII. Syncope génitale. — VIII. Atonie des organes. — IX. Perversion nerveuse. — X. Absence ou vice de composition des germes. — XI. Hérédité de structure. — XII. Hérédité physiologique. — XIII. Hérédité de quelques diathèses. — XIV. Hérédité de quelques névropathies. — XV. Hérédité morale.

Depuis longtemps il nous semblait regrettable qu'il n'existât pas sur ces questions un livre sérieux et honnête écrit au nom de la science, dans un style simple et chaste, où les personnes mariées pussent étudier sans rougir ce sujet qui les intéresse si fort dans leur personne et leur postérité. Nous nous sommes efforcé de combler cette lacune.   L. SERAINE.

—— **De la santé des petits enfants,** ou conseils aux mères sur la conservation des enfants pendant la grossesse, sur leur éducation physique depuis la naissance jusqu'à l'âge de sept ans, et sur leurs principales maladies. 3ᵉ édit. Paris, 1870. 1 vol. in-32 de 192 p. . . 1 fr.

SÉRULLAZ. Mémoire sur le traitement du croup par la cautérisation laryngée. Nouveau procédé. Paris, 1803. Brochure in-8. 1 fr.

SERVE (P.-C.). Mémoire sur les fleurs blanches et leur traitement. Paris, 1845. In-8 de 80 pages. . . . . 1 fr. 50

SEYNES (S. de). Etude sur l'absorption gastro-intestinale. In-8 de 90 pages. . . . . 2 fr.

SICARD (H.), professeur agrégé à la Faculté de médecine de Montpellier. **Des organes de la respiration** dans la série animale. Paris, 1869. In-8 de 85 pages. . . . . 2 fr.

SOCQUET (J.-A.). Principes d'économie médicale ou des lois fondamentales de la médecine, déduites de l'observation et de leur application au diagnostic, au pronostic et au traitement des maladies. Paris, 1852. 1 vol. in-8 de 250 p. . . . . 2 fr. 50

SZAFKOWSKI (L. R.). Recherches sur les hallucinations au point de vue de la psychologie, de l'histoire et de la médecine légale. Paris, 1849. In-8 (5). . . . . 2 fr.

TUEFFERD (Dr). **De la contagion.** 1864. In-8 de 110 p. 1 fr. 25

VACHER (L.). Etude médicale et statistique sur la mortalité à Paris, à Londres, à Vienne et à New-York en 1865, d'après les documents officiels, avec une carte météorologique et mortuaire. Paris, 1866. 1 vol. in-8. . . . . 6 fr.

—— **Des maladies populaires** et de la mortalité à Paris, à Londres, à Vienne, à Bruxelles, à Berlin, à Rockaden et à Turin, en 1866, avec une étude médico-hygiénique sur les consommations dans ces villes. 2ᵉ année. Paris, 1867. In-8. . . . . 5 fr.

VALETTE (E.), professeur à l'Ecole de médecine de Lyon. **De la cure radicale des hernies inguinales.** Paris, 1854. In-8 de 118 p. 2 fr.

—— **De la taille hypogastrique pratiquée au moyen de la cautérisation.** Paris, 1858. In-8 de 63 pages. . . . . 1 fr.

VERRIER (E.). Manuel pratique de l'art des accouchements, précédé d'une préface par PAJOT, professeur à la Faculté de médecine de Paris. Paris, 1867. 1 vol. in-18 de 700 p. avec 87 gr. dans le texte. 6 fr.

Ce manuel est le *vade-mecum* de l'étudiant et du praticien ; il a pour parrain un des hommes les plus populaires de la Faculté de Paris, le professeur Pajot, qui en a écrit la préface.

WAGNER (Ernest), professeur à l'Université de Leipzig. **Nouveaux éléments de pathologie générale,** traduits de l'allemand sur la 4ᵉ édit., par les docteurs Mahaux et Delstanche. Paris, 1872. 1 vol. gr. in-8 de 650 pages. . . . . 9 fr.

La pathologie générale puise aux mêmes sources que la médecine clinique : elle s'apuie sur l'anatomie et la physiologie, la physique et la chimie pathologiques, principalement sur la clinique, l'expérimentation et l'anatomie pathologique. Ce sont là les bases sur lesquelles s'appuie le docteur E. Wagner dans son ouvrage.

L'auteur établit trois grandes divisions : la nosologie, l'étiologie, l'anatomie et la pathologie générale.

Il comprend dans la nosologie : la séméiologie, l'examen des malades, des considérations sur la durée, la marche et la terminaison des maladies.

La seconde partie de l'ouvrage traite de l'étiologie, sujet encore obscur malgré les efforts de tant d'observateurs.

La troisième partie a encore plus d'originalité, du moins en la comparant aux ouvrages français publiés sur le même sujet depuis quelques temps. On y trouve un exposé complet des opinions chères à la science allemande, et cette partie sera lue avec intérêt par tous ceux qui n'ont pu suivre en leur langue originale les travaux publiés dans ces derniers temps au delà du Rhin.

Les derniers chapitres sont, à vrai dire, un traité d'histologie pathologique.

L'ouvrage du professeur E. Wagner a été consciencieusement composé.

Nous ajouterons que les questions thérapeutiques, quoique accessoires, y sont souvent abordées, et discutées toujours avec le talent d'un praticien exercé. La traduction est faite avec beaucoup de soin et fait honneur aux traducteurs. En un mot, ce nouveau traité de pathologie générale est à recommander à toutes les personnes s'intéressant aux progrès de la science, et il aura certainement en France le même succès qu'en Allemagne.

WEST (Charles), examinateur d'accouchements à l'Université de Londres, médecin de l'hôpital des enfants, et premier accoucheur des hôpitaux de Saint-Barthélemi et de Middlesex. **Leçons sur les maladies des femmes,** traduit de l'anglais sur la 3ᵉ édition et considérablement annoté par Mauriac, médecin de l'hôpital du Midi. Paris, 1870. 1 fort vol. in-8 cartonné de 800 pages. . . . . 14 fr.

Le livre de gynécologie le plus répandu en Allemagne est la traduction des leçons cliniques de West, ouvrage excellent que j'aurai l'occasion de citer souvent. Il vient de nous être donné une fidèle et élégante traduction française par M. Mauriac qui a complété le livre de West par de très-intéressantes additions. (Courty, *Maladies de l'utérus. Introduction.* Page xxiii. 2ᵉ édition.)

WUNDERLICH. De la température du corps dans les maladies. Traduit de l'allemand sur la 2ᵉ édition, par Labadie-Lagrave, interne lauréat des hôpitaux, précédé d'une préface par le docteur Jaccoud, médecin des hôpitaux, professeur agrégé à la Faculté de médecine de Paris. Paris, 1872. 1 vol. gr. in-8 avec 41 figures dans le texte et 7 planches. 10 fr.

Le traité de Wunderlich sur la température du corps dans les maladies est comme il le dit dans sa préface, le fruit de seize années de recherches. L'auteur, professeur à l'Université de Lepzig, est un des meilleurs praticiens de l'Allemagne, et plus que personne il était capable d'écrire sur une matière dans laquelle son nom fait autorité. Sa clinique a été un foyer central d'où la thermométrie a rayonné d'abord sur l'Allemagne et de là en France, en Angleterre, en Amérique, partout enfin, grâce à l'influence persistante du maître et à l'empressement de ses élèves, la thermométrie est entrée dans le domaine public.

Après avoir déterminé la température de l'homme en état de santé, Wunderlich approfondit dans une série de chapitres toutes les questions qui se rattachent à la température morbide en général.

Ce livre comble une lacune dans la littérature médicale contemporaine; et il contribuera à populariser un procédé d'exploration indispensable au praticien et qui devrait être employé, non pas seulement avec une sorte d'apparat dans les cliniques des écoles, mais partout où se trouvent un malade et un médecin.

WUNDT, professeur à l'université d'Heidelberg. **Nouveaux éléments de physiologie humaine,** traduits de l'allemand et augmentés de notes par le Dr Bouchard, professeur agrégé à la Faculté de médecine de Strasbourg. Paris, 1872. 1 vol. grand in-8 avec 150 figures dans le texte. . . . . 14 fr.

Les sciences physiologiques et biologiques sont entrées depuis quelques années dans une voie nouvelle; au lieu de procéder par hypothèse et par déduction *a priori*, elles tendent de plus en plus à s'appuyer sur les sciences exactes. C'est en appliquant ces dernières à l'étude des problèmes vitaux que l'on est arrivé à donner à la physiologie une vigueur et une netteté inconnues jusqu'alors.

Les *Nouveaux éléments de physiologie* dont nous offrons la traduction au public sont conçus dans ce plan général.

Quand un ouvrage veut représenter l'état de la science, il est indispensable qu'il se ressente de cet état de développement, et cependant un traité élémentaire doit en même temps former un tout méthodique. Ces *Nouveaux éléments de physiologie*, très-goûtés en Allemagne, prouvent que le professeur Wundt a réussi à remplir ces deux conditions opposées.

M. Bouchard ne s'est point borné au rôle pur et simple de traducteur. Des notes exposent les quelques points sur lesquels il ne s'est pas trouvé d'accord avec le célèbre professeur d'Heidelberg.

CHIMIE — PHYSIQUE — MATHÉMATIQUES

BEER (A.), professeur à l'Université de Bonn. **Introduction à la haute optique.** Traduit de l'allemand par C. Forthomme, professeur de chimie à la Faculté des sciences de Nancy. Paris, 1858, 1 vol. in-8 de 375 p. avec 200 fig. dans le texte et 1 tableau lithographié, représentant 25 fig. 12 fr.

BOLLEY (Al.), professeur de chimie industrielle, à l'École polytechnique de Zurich. **Manuel pratique d'essais et de recherches chimiques appliqués aux arts et à l'industrie.** Guide pour l'essai et la détermination de la valeur des substances naturelles ou artificielles employées dans les arts, l'industrie, etc., traduit de l'allemand sur la 5e édition, par le Dr L. Gautier. Paris, 1869. 1 vol. in-18, de 700 pages avec 98 figures dans le texte. . . . . 7 fr. 50

Ce livre intéresse toutes les personnes qui sont dans le cas d'avoir à faire des essais de matières premières ou de produits manufacturés. Trois éditions attestent éloquemment l'accueil dont il a été l'objet en Allemagne.

BOLLEY. Voy. *Kopp.*

DELESCHAMPS (Albert). Étude physique des sons de la parole. Paris, 1869. In-8 de 107 pages, avec 18 fig. dans le texte. 2 fr. 50

DESPLATS (V.) et GARIEL (C. M.), professeurs agrégés à la Faculté de médecine de Paris. **Nouveaux éléments de physique médicale,** précédé d'une préface, par M. Gavarret, professeur à la Faculté de médecine de Paris. (Voy. page 5.)

FORTHOMME (C.), professeur à la Faculté des sciences de Nancy. **Traité élémentaire de physique expérimentale et appliquée.** Paris, 1860-1861. 2 vol. in-18, avec 16 planches contenant 970 figures . . . . 7 fr.

FRESENIUS (Remigius), professeur de chimie à l'université de Wiesbaden. **Traité d'analyse chimique qualitative,** des opérations chimiques, des réactifs et de leur action sur les corps les plus répandus, essais au chalumeau, analyse des eaux potables, des eaux minérales, du sol, des engrais, etc. Recherches chimico-légales, analyse spectrale, traduit de l'allemand sur la 13e édition, par Forthomme, professeur de physique et de chimie à la Faculté des sciences de Nancy. Paris, 1871. 1 volume grand in-18 avec fig. dans le texte, et un spectre solaire colorié. . 6 fr.

Je regarde ce précieux ouvrage comme très-utile pour l'enseignement dans les diverses Facultés, pour les médecins et les pharmaciens. Je recommande ce livre à tous, étudiants et chimistes, même à ceux qui possèdent déjà des traités plus complets d'analyses. J. Liebig.

FRESÉNIUS (Remigius), professeur de chimie à l'Université de Wiesbaden. **Traité d'analyse quantitative.** Traité du dosage et de la séparation des corps simples et composés les plus usités en pharmacie, dans les arts et en agriculture, analyse par les liqueurs titrées, analyse des eaux minérales, des cendres végétales, des sols, des engrais, des minerais métalliques, des fontes, dosage des sucres, alcalimétrie, chlorométrie, etc., traduit sur la 5ᵉ édition allemande, par M. Fontuomme, agrégé, docteur ès sciences, professeur de physique et de chimie au lycée de Nancy. Paris, 1867. 1 vol. grand in-18 de 1,000 p. avec 190 fig. dans le texte.   12 fr.

GARIEL (C.-M.), professeur agrégé et préparateur de physique à la Faculté de médecine de Paris. **Des phénomènes physiques de l'audition.** Paris, 1869. In-8 de 109 pages. . . . . 2 fr. 50

GAUTIER (A), professeur agrégé à la Faculté de médecine de Paris, etc. **Étude sur les fermentations proprement dites et les fermentations physiologiques et pathologiques.** Paris, 1869. In-8 de 123 pages. . . . . 3 fr.

—— **Nouveaux éléments de chimie médicale et d'hygiène.** Paris, 1873. 1 vol. petit in-8 avec fig. dans le texte. (*Sous presse.*)

GIRARDON (D.), professeur à l'École de la Martinière. **Cours élémentaire de perspective linéaire**, à l'usage des écoles des beaux-arts, de dessin, des artistes, architectes, etc. Paris, 1872. 1 vol. in-8, avec un atlas de 28 pl. gravées. . . . . 6 fr.

GLÉNARD (A.). **Note sur la fermentation tartrique du vin.** Lyon, 1862. Gr. in-8 de 22 p. . . . . 75 c.

—— **et GUILLIERMOND. Quinimétrie** ou nouvelle méthode de dosage de la quinine dans les quinquinas. Gr. in-8 de 17 p. . . . . . . 75 c.

HARDY, préparateur à la Faculté de médecine de Paris. **Principes de chimie biologique.** Paris, 1871. 1 vol. in-18 de 600 pages. .   7 fr.

KOPP-BOLLEY, professeur à l'Université de Zurich. **Traité des matières colorantes artificielles dérivées du goudron de houille.** Paris, 1873. 1 vol. in-8 avec fig. dans le texte. (*Sous presse.*)

LADREY, professeur à l'École de médecine et de pharmacie de Dijon. **Étude sur le phosphore.** Paris, 1868. 1 vol in-8 de 102 pages.   2 fr.
Cette étude comprend l'histoire complète du phosphore au point de vue de sa préparation, de ses propriétés chimiques et physiques, des applications physiologiques, industrielles et agricoles.

—— **Chimie et histoire naturelle appliquée à la viticulture et à l'œnologie.** 2ᵉ édition, revue et considérablement augmentée. Paris, 1871. (*Sous presse.*)

LE ROUX, professeur de géométrie à l'École du Conservatoire des arts et métiers. **Cours de géométrie élémentaire** (Géométrie plane et Géométrie dans l'espace). Paris, 1864. 1 v. in-18 de 500 pages avec 500 gr. dans le texte. . . . . 6 fr.
Séparément le tome II, comprenant la Géométrie dans l'espace. . . . 2 fr.

MÉRAY (Charles), professeur à la Faculté des sciences de Dijon. **Nouveau précis d'analyse infinitésimale.** Paris, 1872. 1 vol. in-8 de 500 pages. . . . . 7 fr.
Dans cet ouvrage, l'auteur expose une théorie des fonctions analytiques entièrement neuve par le plan et par la méthode, et dont trois années d'enseignement lui ont permis de constater la valeur didactique. Comme Lagrange, il prend pour point de départ la formule de Taylor, à cela près qu'il en établit soigneusement l'exactitude au fur et à mesure de la génération des fonctions. De cette manière, il a pu conserver aux démonstrations la netteté et la rigueur des meilleures parties de l'algèbre. Les propositions traditionnelles du calcul différentiel et du calcul intégral sont intimement fondues avec les brillantes découvertes de ces derniers temps et, sans nouveau travail, le lecteur se trouve initié à l'étude des parties les plus élevées de l'analyse moderne.

MOHR (F.). Traité d'analyse chimique à l'aide de liqueurs titrées, traduit de l'allemand par. C. Forthomme, professeur de chimie à la Faculté des sciences de Nancy. Ouvrage à l'usage des chimistes, des médecins, des pharmaciens, des fabricants de produits chimiques, des métallurgistes, des agronomes, etc., etc. Paris, 1857. 1 vol. grand in-8 avec 104 gravures dans le texte. . . . . 7 fr. 50

MORIN (Ed.). Lois générales de la chaleur rayonnante. Paris, 1853. In-8 de 81 pages.. . . . . 1 fr. 50

NAQUET (A.), professeur agrégé à la Faculté de médecine de Paris. **Principes de chimie** fondée sur les théories modernes. 2ᵉ édition, revue et considérablement augmentée. Paris, 1867. 2 vol. in-18, de 1,100 p. avec fig. dans le texte. . . . . 10 fr.

Une première édition, épuisée en dix-huit mois, des traductions en anglais, en allemand témoignent de l'opportunité du livre de M. Naquet et de la faveur avec laquelle il a été accueilli.

—— **Cours de chimie pratique,** d'après les théories modernes, à l'usage des médecins, pharmaciens, étudiants en médecine et en pharmacie, chimistes, par W. Odling. Traduit de l'anglais sur la 5ᵉ édition, par A. Naquet. Paris, 1869. 1 vol. in-18 avec 71 figures dans le texte. 4 fr. 50

Depuis plusieurs années déjà, les étudiants sont exercés aux manipulations chimiques, et ces manipulations paraissent même devoir prendre une extension considérable. En présence de ce fait nouveau dans l'enseignement, nous avons pensé qu'un livre renfermant tout ce que les étudiants ont besoin d'apprendre dans leurs manipulations et rien de plus; qu'un livre capable de servir de guide de laboratoire répondait à un besoin réel. Nous ne pouvions mieux faire que de traduire en français pour cet usage, le *Cours de chimie pratique* de M. Odling. L'auteur possède en effet une clarté, une méthode que l'on pourrait peut-être atteindre, mais que certainement on ne saurait dépasser.

—— **Des sucres.** Paris, 1863. 1 vol. in-8. . . . . 1 fr. 50

—— **Précis de chimie légale.** (Voy. page 11.)

NEUBAUER (Dr), professeur de chimie et de pharmacie au laboratoire de chimie de Wiesbaden, et **VOGEL (Dr),** directeur professeur de médecine à l'Institut pathologique de Halle. **De l'urine et des dépôts urinaires.** Propriétés et caractères chimiques et microscopiques des éléments normaux et anormaux de l'urine, analyse qualitative et quantitative de cette sécrétion. Description et valeur séméiologique de ses altérations pathologiques, etc.; précédé d'une introduction par R. Fresenius, traduit de l'allemand sur la 5ᵉ édition, par le docteur L.-A. Gautier. Paris, 1870. 1 vol. gr. in-8, avec 4 planches col. et 31 fig. dans le texte. . . . 10 fr.

PASTEUR (L.), membre de l'Institut. **Études sur le vin.** Ses maladies, causes qui les provoquent, procédé nouveau pour le conserver et pour le vieillir. 2ᵉ édition, remaniée et considérablement augmentée, principalement en ce qui concerne les appareils sur le chauffage des vins. Paris, 1872. 1 vol. grand in-8 de 520 pages avec 32 planches imprimées en couleur et 25 gravures dans le texte dont 15 nouvelles. . . . . . . 17 fr.

SECCHI (R. P.), directeur de l'Observatoire de Rome, membre correspondant de l'Institut de France, etc. **L'unité des forces physiques.** Essai de philosophie naturelle, traduit de l'italien sous les yeux de l'auteur, par le docteur Delescamps. Paris, 1869. 1 fort vol. in-18 avec 50 figures dans le texte. . . . . 9 fr.

Pour entreprendre une œuvre de cette portée et l'exécuter, il fallait joindre à une connaissance peu commune de tous les détails des sciences naturelles une rare hauteur de vues et une éminente faculté de généralisation. Or il est impossible de ne pas reconnaître que l'auteur de *l'Unité des forces physiques* réunit ces deux conditions à un degré tout à fait exceptionnel. Le livre du P. Secchi est une étude du plus haut intérêt, qui ne peut manquer de faire faire à la science un pas immense vers son but définitif.

TOURNIER (Émile). Nouveau Manuel de chimie simplifiée pratique et expérimentale sans laboratoire, manipulations, préparations, analyses contenant : 1° des ustensiles, appareils et procédés d'opérations les plus faciles ; 2° principes de la chimie, préparation, étude et usage des corps minéraux et organiques avec les noms anciens et nouveaux, expériences, procédés, recettes d'économie domestique et industrielle, etc.; 3° précis d'analyse, essais, recherche des falsifications. Paris, 1867. 1 vol. in-18 avec 300 figures dans le texte. . . . . 2 fr. 50

WALKOFF (L.). fabricant de sucre à Kiew. **Traité complet de fabrication et raffinage du sucre de betteraves**, à l'usage des fabricants de sucre, directeurs de sucreries, contre-maîtres mécaniciens, ingénieurs, constructeurs d'appareils pour sucrerie, cultivateurs, chimistes, etc. 4° édition originale, traduction française, publiée par les soins de M. Mérijot, ancien élève de l'Ecole polytechnique, ingénieur des manufactures de l'Etat. Paris, 1870. 2 v. in-8, avec 200 grav. dans le texte . . 30 fr.

WAGNER. Nouveau traité de chimie industrielle à l'usage des ingénieurs, chimistes, industriels, contre-maîtres, ouvriers, agriculteurs, etc., traduit de l'allemand sur la 8° édition, par le Dr L. Gautier. Paris, 1873. 2 vol. gr. in-8 avec 350 gravures dans le texte. . . . . . 20 fr.

  Cet ouvrage, qui a en Allemagne un très-grand succès, doit la faveur dont il jouit à la position scientifique de l'auteur et en outre à ce que, désintéressé de toute participation spéculatrice à des entreprises industrielles, il ne craint pas d'instruire le lecteur des procédés perfectionnés et récents qui appartiennent à des industries nouvelles.

WOEHLER (F.). professeur à l'Université de Cottingen. **Éléments de chimie organique et inorganique.** Traduit de l'allemand sur la 11° édition. Paris, 1872. 1 vol. in-8 de 600 pages. . . . . 5 fr.

GÉOLOGIE — MINÉRALOGIE — PALÉONTOLOGIE

ARCHIAC (D'). Introduction à l'étude de la paléontologie stratigraphique. Cours de paléontologie, professé au Muséum d'histoire naturelle. Paris, 1862-1864. 2 vol. in-8 de 500 p., avec figures dans le texte et cartes coloriées. 16 fr.

  Le Ier volume renferme l'*Histoire de la paléontologie stratigraphique.*
  Le tome II traite des *Connaissances générales qui doivent précéder l'étude de la paléontologie stratigraphique et des phénomènes organiques de l'époque actuelle qui s'y rattachent.* — Origine des êtres ; De l'espèce ; M. Darwin ; Iles et récifs de polypiers ; Preuves de l'existence de l'homme ; Restes d'industrie humaine ; Habitations lacustres ; Ouvrages en terre de l'Amérique du Nord ; Fossilisation . . . . . . 8 fr. 50

ARCHIAC (D'). Histoire des progrès de la géologie de 1834 à 1860, publiée par la Société géologique de France, sous les auspices de M. le ministre de l'instruction publique. Paris, 1847-1860. 8 vol. grand in-8, en 9 parties. . . . . 80 fr.

—— **Géologie et paléontologie.** Ire partie. Histoire comparée. II° partie. Science moderne. Paris, 1867. 1 fort vol. in-8. . . . 10 fr.

—— **et Jules HAIME. Description des animaux fossiles du groupe nummulitique de l'Inde,** précédée d'un résumé géologique et d'une monographie des nummulites. Paris, 1853-1854. 2 vol. in-4 avec 36 planches de fossiles. . . . . 60 fr.

Le tome II se vend séparément. . . . . 30 fr.

  L'ouvrage de MM. d'Archiac et Jules Haime forme le complément nécessaire du tome III de l'*Histoire des progrès de la géologie.*
  Le tome I comprend la Monographie des Nummulites avec la description des Polypiers et des Echinodermes de l'Inde.
  Le tome II, les Mollusques Bryozoaires, Acéphales, Gastéropodes, Céphalopodes, Annélides et Crustacés.

BAYAN (F.). Études faites dans la collection de l'École des mines sur des fossiles nouveaux ou mal connus 1er fascicule, Mollusques tertiaires. Paris, 1870. In-4 de 81 pages avec 10 planches lithographiées représentant 150 fossiles. . . . . 12 fr.

BAYLE, professeur de minéralogie et de géologie à l'École des ponts et chaussées. **Cours de minéralogie et de géologie.** Paris, 1869. 2 fascicules in-4, avec 400 gravures dans le texte. . . . . . 12 fr. 50

BERTHAUD, professeur à la Faculté des sciences de Lyon. **Description géologique du Mâconnais.** Livr. I et II, grand in-8 de 160 pages avec coupes géologiques. Prix de chaque livraison. . . . . 2 fr. 50

BURMEISTER, directeur du musée de Buénos-Ayres, etc. **Histoire de la création**, traduit de l'allemand par B. Maupas, revue par Giebel. Paris, 1870. 1 vol. gr. in-8, avec gravures dans le texte. . . . . 10 fr.

L'*Histoire de la création* de Burmeister est placée en Allemagne au même rang que le *Cosmos* de Humboldt. Huit éditions n'ont pas épuisé le succès de ce livre original, qui embrasse les questions les plus importantes et les plus attrayantes du monde physique. Une exposition magistrale et des explications libres de tout préjugé sont à la hauteur de ces problèmes difficiles qui embrassent la physique du globe, la météorologie, la géologie, paléontologie, anthropologie, zoologie, botanique. Deux célèbres savants se sont réunis pour traiter dans ce livre le domaine entier des sciences. De nombreuses gravures aident à l'intelligence du texte. Cet ouvrage n'est point seulement un livre traitant de questions générales, comme son titre pourrait le donner à penser, mais il renferme nombre de faits, disait un savant professeur de la Faculté des sciences, que l'on ne pourrait trouver nulle part ailleurs.

CARTES GÉOLOGIQUES DE TOUS LES DÉPARTEMENTS français, d'Angleterre, de Belgique, d'Allemagne, de Suisse, de l'Espagne, d'Italie.

COLLOMB (Édouard), membre de la Société géologique de France. **Carte géologique des environs de Paris,** d'après les travaux de MM. Cuvier et Brongniart, Omalius d'Halloy, Dufrénoy et Elie de Beaumont, d'Archiac, Raulin, de Sénarmont, Delesse, Deshayes, Desnoyers, Goubert, Hébert, Lambert, Lartet, Meugy, d'Orbigny, Michelot, Triger, Verneuil. Paris, 1866. 1 feuille imprimée en couleur au $\frac{1}{520000}$ . . . 10 fr.

La même, sur toile, dans un étui. . . . . 12 fr. 50

CUVIER (Georges), Recherches sur les ossements fossiles, où l'on rétablit les caractères de plusieurs animaux dont les révolutions du globe ont détruit les espèces. 4e et dernière édition, revue et complétée au moyen de notes additionnelles laissées par l'auteur. Paris, 1836. 10 vol. in-8 et 2 atlas in-4, contenant 280 planches de fossiles. . . . . . 50 fr.

DELESSE, professeur à l'École des mines. **Carte géologique du département de la Seine**, publiée d'après les ordres de M. le préfet de la Seine. Paris, 1866. 4 feuilles imprimées en chromolithographie, avec légende explicative. . . . . 20 fr.

La carte géologique du département de la Seine résume tous les résultats donnés par les travaux souterrains: elle permet d'indiquer à l'avance la nature et même la cote des différents terrains qui seraient rencontrés en un point quelconque. Elle sera donc fort utile, non-seulement aux personnes qui s'occupent de géologie, mais encore aux ingénieurs, aux architectes, aux constructeurs et à tous ceux qui ont besoin de connaître le sous-sol parisien.

—— **Procédé mécanique pour déterminer la composition des roches.** 2e édition. Paris, 1862. Brochure in-8. . . . . . 1 fr. 25

—— **Recherches sur l'origine des roches**. 2e édition. Paris, 1865. In-8 de 80 pages. . . . . 2 fr. 50

—— **Études sur le métamorphisme des roches.** Paris, 1869. In-8 de 100 pages. . . . . 2 fr. 50

DOLLFUS-AUSSET. Matériaux pour l'étude des glaciers.
Paris, 1863-1872. 13 vol. gr. in-8 et atlas in-folio (Ouvr. complet.). 300 fr.

T. Ier — Ire partie. — Auteurs qui ont traité des hautes régions des Alpes et des glaciers, et sur quelques questions qui s'y rattachent. . . . . 20 fr.
T. Ier. — IIe partie. — Auteurs, etc., etc. . . . . 20 fr.
T. Ier. — IIIe partie. — Auteurs, etc., etc. . . . . 20 fr.
T. Ier. — IVe partie. — Auteurs, etc., etc.
T. II. — Hautes régions des Alpes ; Géologie ; Météorologie ; Physique du globe. . . . . 20 fr.
T. III. — Phénomènes erratiques. . . . . 20 fr.
T. IV. — Ascensions. . . . . 20 fr.
T. V. — Glaciers en activité. — Ire *partie*. . . . . 20 fr.
T. VI. — Glaciers en activité. — IIe *partie*. . . . . 20 fr.
T. VII. — Tableaux météorologiques. . . . . 20 fr.
T. VIII. — Observations météorologiques et glaciaires à la station Dollfus-Ausset, au col du Saint-Théodule (3,350 m. alt.), du 1er août 1865 au 1er août 1866. . . . . 20 fr.
T. VIII. — IIe partie. — Observations, etc., etc. . . . . 20 fr.
T. VIII. — IIIe partie. — Observations, etc., etc. . . . . 20 fr.
— Atlas de 40 planches. . . . . 40 fr.

D'ORBIGNY (CH.). Tableau chronologique des divers terrains, ou systèmes de couches connues de l'écorce terrestre, présentant, d'une manière synoptique les principaux êtres organisés qui ont vécu aux diverses époques géologiques, et indiquant l'âge relatif aux différents systèmes de montagnes, établis par M. ELIE DE BEAUMONT. 1 feuille jésus coloriée. . . . . 2 fr.
—— LE MÊME collé sur toile, vernissé et monté sur gorge et rouleau (*propre à l'enseignement*). . . . . 5 fr.
—— **Coupe figurative de la structure de l'écorce terrestre** avec indication et figures des principaux fossiles caractéristiques des divers étages. 1 feuille grand-aigle, avec 182 figures de fossiles dessinées par Léger et coloriées. . . . . 6 fr.
—— LE MÊME collé sur toile, vernissé et monté sur gorge et rouleau (*propre à l'enseignement*). 12 fr.
—— **Description des roches composant l'écorce terrestre et des terrains cristallins constituant le sol primitif,** avec indication des diverses applications des roches aux arts et à l'industrie ; ouvrage rédigé d'après la classification, les manuscrits inédits et les leçons publiques de feu M. CORDIER. Paris, 1868. 1 fort vol. in-8. 10 fr.

DUFRÉNOY et ÉLIE DE BEAUMONT. Carte géologique de la France, publiée par ordre du ministre des travaux publics. 6 feuilles grand-aigle coloriées, sur toile et pliées. In-4. . . . . 167 fr. 50
—— **Explication de la carte géologique de la France.** *En vente,* les tomes I et II. . . . . 53 fr. 75
Le tome Ier contient la Carte réduite en une feuille.
—— **Carte géologique de la France,** imprimée en couleur (réduction de la grande carte en 6 feuilles). 1 feuille avec le réseau pentagonal. 5 fr.
— LA MÊME, collée sur toile. . . . . 7 fr.

DUMORTIER (Eug.), membre de la Société géologique de France. **Etudes paléontologiques sur les dépôts jurassiques du bassin du Rhône.** 1re partie, Infralias. Paris, 1864. 1 vol. gr. in-8°, avec 30 pl. de fossiles. . . . . 20 fr.
—— IIe partie, Lias inférieur. Paris, 1867. 1 vol. gr. in-8 avec 50 pl. de fossiles. . . . . 30 fr.
—— IIIe partie, Lias moyen. Paris, 1869. 1 vol gr. in-8 avec 45 pl. . 30 fr.
—— **Sur quelques gisements de l'oxfordien inférieur de l'Ardèche.** Paris, 1871. In-8 de 84 p. avec 6 pl. . . . . 4 fr. 50

FROMENTEL (E. de), membre de la Société géologique de France. **Introduction à l'étude des polypiers fossiles**, comprenant leur histoire, leur anatomie, leur mode de production et de reproduction, leurs habitudes extérieures, leur classification d'après la méthode dichotomique, la description des ordres, des familles, des genres et la description de toutes les espèces connues. Paris, 1858-61. 1 vol. in-8. . .   5 fr.

   Pour les autres publications de M. E. DE FROMENTEL, voy. nos Catal. d'Hist. nat.

GAUDRY (Albert), professeur de paléontologie au Muséum. **Animaux fossiles et géologie de l'Attique**, d'après les recherches faites en 1855-56 et en 1860 sous les auspices de l'Académie des sciences. Paris, 1862-68. 1 fort vol. in-4 de texte avec 5 planches de fossiles, cartes et coupes géologiques coloriées. . . . . 150 fr.

   Pour les autres publications de M. Gaudry, voir nos publications d'histoire naturelle.

GOURDON, professeur à l'école vétérinaire de Toulouse. **Tableaux synoptiques** de toutes les espèces principales ou typiques avec indication de leur composition chimique et de leurs propriétés essentielles. Toulouse, 1872. 5 feuilles in-folio. . . . .   4 fr.

GRAS (Scipion), ingénieur en chef des mines. **Traité élémentaire de géologie agronomique**. Paris, 1870. 1 vol. in-8 de 600 p. .   9 fr.

   Ouvrage qui a obtenu une grande médaille d'or de la Société centrale d'agriculture de France.

——— **Description géologique du département de Vaucluse.** Paris, 1862. 1 vol. in-8, avec coupes géologiques coloriées. . . . .   8 fr.

——— **Carte géologique du département de Vaucluse.** 1 feuille coloriée. . . . .   7 fr.

   Pour les autres publications de M. S. GRAS, voy. nos Catalogues d'Histoire nat.

HÉBERT (Paul). Théorie chimique de la formation des silex et des meulières. Paris, 1864. In-8 de 16 p. . . . .   1 fr.

LAMBERT. Nouveaux éléments d'histoire naturelle, à l'usage des lycées, des candidats au baccalauréat ès sciences, etc. 3 vol. in-18 avec 440 gr. dans le texte. . . . .   7 fr. 50

——— **Géologie.** 2e édition. Paris, 1867. 1 v. in-18 de 240 p. avec 142 grav. dans le texte. . . . .   2 fr. 50

——— **Botanique.** 2e édition, Paris, 1870. 1 vol. in-18 avec 209 gravures dans le texte. . . . .   2 fr. 50

——— **Zoologie.** 2e édition. Paris, 1872. 1 vol. in-18 avec 100 gravures dans le texte. . . . .   2 fr. 50

   Plus de six cents figures enrichissent ces trois volumes, imprimés sur beau papier; c'est assez dire que nous n'avons rien négligé pour que l'exécution matérielle soit irréprochable. Nous avons fait précéder chacun des trois volumes de l'histoire abrégée de la science qu'il traite. N'est-il pas naturel, en effet, en étudiant une science, de chercher à connaître son origine, ses progrès ou le développement de l'esprit humain? Nous pensons que l'on nous saura gré de cette innovation.

LENNIER (G.). Études géologiques et paléontologiques sur l'embouchure de la Seine et les falaises de la haute Normandie. 1870. 1 vol. in-4 de 250 pages avec 12 pl. . . . . . .   25 fr.

LORIOL (P. DE) et PELLAT (E.). Monographie paléontologique et géologique de l'étage portlandien des environs de Boulogne-sur-Mer. 1 vol. in-4, avec 10 pl. de fossiles. .   20 fr.

——— **et COTTEAU (G.). Monographie paléontologique et géologique de l'étage portlandien du département de l'Yonne.** Paris, 1868. 1 vol. in-4 avec 15 pl. de fossiles. . . . .   22 fr. 50

LUYNES (Duc de). Notice sur des fouilles exécutées à la chapelle Saint-Michel de Vallonne, près Hyères (Var). Paris, 1855. In-4 de 12 p. et 6 pl. . . . .   4 fr. 50

MEUGY (A.) Leçons élémentaire de géologie appliquée à l'agriculture. 2e édition, revue et augmentée. Paris, 1871, 1 vol. in-8 de 376 p. . . . . 5 fr.

OMALIUS D'HALLOY. Abrégé de géologie. 8e édition. Paris, 1868. 1 vol. in-8 avec figures dans le texte . . . . 10 fr.

PICTET (F.-J.), professeur à l'Académie de Genève. **Matériaux pour la paléontologie suisse.** Genève, 1854-1869, 1re série, 4 parties publiées en 11 livraisons, avec 64 planches lithographiées, in-4 relié en toile. . . . . 95 fr.
2e série, 2 parties publiées en 12 livraisons formant 2 vol. in-4, avec 55 planches, 4 coupes géologiques et atlas de 7 planches in-fol. 125 fr.
3e série, 2 parties publiées en 16 livraisons.. . . . . 130 fr.
4e série, 2 parties publiées en 11 livraisons. . . . . 97 »
5e série, publiée en 8 livraisons. 67 50

—— **Mélanges paléontologiques.** Genève, 1867-1869. 4 livraisons in-4, avec 44 pl.. . . . . 58 fr. 50

RAMES (S.-B.). Étude sur les volcans. Paris, 1866. 1 volume in-32. . . . . 1 fr. 25

—— **La création d'après la géologie et la philosophie naturelle.** Paris, 1869-1871. 1 vol. in-18 de 360 pages. . . . . 6 fr.

ROCHEBRUNE (A. Trémeau de). Études pré-historiques, anthropologiques et archéologiques dans la Charente. Paris, 1870. Livr. I à V. Grand in-8 de 190 pages avec 12 planch. col, Prix de chaque livraison. . . . . 3 fr.

ROLLAND DU ROQUAN. Description des coquilles fossiles de la famille des rudistes, qui se trouvent dans le terrain crétacé de Corbières (Aude). Carcassonne, 1841. Avec 8 pl. (9 fr.). . . . . 3 fr.

ROZET. De la pluie en Europe. Paris, 1855. In-8 de 150 p. 1 fr. 50

SELLE (De), professeur à l'École centrale des arts et manufactures. **Cours de minéralogie et de géologie.** Paris, 1870. 1 vol. in-4 de 600 p. autographiées avec 300 gravures dans le texte. . . . . 15 fr.

VERNEUIL (E. de) ET COLLOMB (E). Membres de la Société géologique de France. **Carte géologique de l'Espagne et du Portugal,** d'après leurs propres observations faites de 1844 à 1862, celles de M. C. de Prado, Botella, Schulz, A. Maestre, Aranzazu, Bauza, J. de Vilanova, E. Fauchez, F. de Lujan, de Lorière, Dufrénoy et Elie de Beaumont, Le Play, Jacquet, Vezian pour l'Espagne, et celles de MM. C. Ribeiro et Sharpe pour le Portugal. 2e édit. Paris, 1869. 1 flle col. avec un texte explicatif. In-8. 15 fr.

VÉZIAN (Alexandre), professeur à la Faculté des sciences de Besançon. **Prodrome de géologie.** Paris, 1865-1866. 3 vol. in-8, publiés en 10 livr. Ouvrage complet. . . . . 25 fr.
Constitution physique du globe au point de vue géologique. — Origine, du mode d'accroissement et de la structure générale de l'écorce terrestre. — Phénomènes géologiques qui ont leur siége à la surface des continents et sur le sol émergé. — Des phénomènes géologiques qui s'accomplissent au sein des eaux et sur le sol immergé. — Phénomènes géologiques dont le siége est dans l'intérieur de l'écorce terrestre. — Phénomènes dont le siége est dans l'intérieur de l'écorce terrestre, action geysérienne, métamorphisme. — Actions dynamiques qui s'exercent sur l'écorce terrestre; stratigraphie générale. — Stratigraphie systématique; systèmes de montagnes. — Structure intérieure et configuration générale de l'écorce terrestre. — Intervention de l'organisme dans les phénomènes géologiques. — Révolutions de la surface du globe. — Classification et description des terrains de la série paléozoïque. — Classification et description des terrains de la série mésozoïque. — Classification et description des terrains de la série néozoïque.
Pour les autres publications de M. Vézian, voy. nos Catalogues d'Histoire naturelle.

WOODWARD, ancien aide paléontologiste au British Museum. **Manuel de conchyliologie ou histoire naturelle des mollusques vivants et fossiles,** augmenté d'un appendice, par Ralph Tate, traduit de l'anglais sur la 2ᵉ édition, par Aloïs Humbert. 1 vol. petit in-8 cartonné en toile anglaise, non rogné, de 670 pages avec 25 planches contenant 579 figures et 297 gravures dans le texte. . . . . 14 fr.

Il n'existait jusqu'à présent, en France, pour ceux qui se livrent à l'étude des mollusques, que des compilations sans aucune valeur scientifique. Il manquait un livre offrant les garanties que peuvent seules donner des études spéciales.

Le *Manuel de conchyliologie* de Woodward était considéré par tous les malacologistes comme un petit chef-d'œuvre en son genre. MM. les professeurs Deshayes, Gervais, Gratiolet, etc., le recommandaient à tous ceux de leurs élèves qui lisaient l'anglais.

Nous avons pensé bien faire en offrant au public une édition française de cet excellent ouvrage.

BOTANIQUE

BAILLON (H.), professeur de botanique à la Faculté de médecine de Paris. **Botanique cryptogamique.** (Voy. Payer.)

—— **Programme du Cours d'histoire naturelle médicale,** professé à la Faculté de médecine de Paris. IIᵉ partie, **Botanique médicale.** Paris, 1869. 1 vol. in-18 de 56 pages. . . . . 1 fr. 25

—— IIIᵉ partie. **Étude spéciale des plantes employées en médecine.** Paris, 1870. 1 vol. in-18. . . . . 1 fr. 25

CORNU (M.), répétiteur de botanique à la Faculté des sciences de Paris, **GRONLAND (S.)** et **RIVET (G.). Des préparations microscopiques** tirées du règne végétal, et des différents procédés à employer pour en assurer la conservation. Paris, 1872. In-8 de 80 pages avec fig. 3 fr.

DULAC (Abbé J.). Flore du département des Hautes-Pyrénées. Paris, 1867. 1 vol. in-18 avec gravures dans le texte. . . 10 fr.

DUMÉRIL (Aug.). Sur quelques points de la physiologie des végétaux. Des odeurs, de leur nature et de leur action physiologique. Paris, 1843. In-8 de 40 p. . . . . 1 fr.

FÉE, professeur à la Faculté de médecine de Strasbourg. **Flore de Théocrite et des autres bucoliques grecs.** Paris, 1852. In-8. 2 fr.

FRÉMINEAU (H.), membre de la Société botanique de France. **Anatomie du système vasculaire** des cryptogames vasculaires de France. Paris, 1868. Grand in-8 de 78 pages avec 7 planches. . . . . . . 4 fr.

GRENIER et GODRON, doyen des Facultés des sciences de Besançon et de Nancy. **Flore de France,** ou description des plantes qui croissent naturellement en France. Paris, 1848-1856. 3 vol. in-8 de 800 p. . . 55 fr.

Une nouvelle Flore de France, disposée d'après la méthode naturelle, plus complète que les précédentes et mise au niveau des découvertes de la science moderne, était un besoin vivement senti. MM. Grenier et Godron, dont les travaux antérieurs sont une suffisante recommandation, ont entrepris de remplir cette tâche laborieuse. Profitant amplement des travaux des botanistes allemands, italiens et français, aidés des conseils bienveillants d'hommes qui font autorité dans la science, entourés de matériaux considérables amassés depuis longues années et qui se sont accrus de tous ceux qui ont été mis généreusement à leur disposition, ils espèrent pouvoir offrir au public un livre utile, fruit de leurs travaux persévérants et consciencieux.

GRENIER, doyen de la Faculté des sciences de Besançon. **Flore jurassique.** Paris, 1865. 2 vol. in-8 de 1,000 pages. . . . . 11 fr.

GROGNOT. Plantes cryptogames cellulaires du département de Saône-et-Loire, avec des tableaux synoptiques pour les ordres, les familles, etc. Autun, 1864. In-8 de 300 p. (6). . . . . 2 fr.

JORDAN (Alexis). Diagnoses d'espèces nouvelles et méconnues pour servir de matériaux à une Flore réformée de la France et des contrées voisines. Tome I, Iʳᵉ partie. Paris, 1864. Gr. in-8 de 356 p.   9 fr. 50

—— **et FOURREAU (Jules). Breviarium plantarum novarum** sive specierum in horti plerumque cultura recognitarum descriptio contracta, ulterius amplianda. Fasciculus I. Parisiis, 1866. In-8 de 60 p. 3 fr. Fasciculus II. Parisiis, 1868. In-8 de 137 p. . . . . 8 fr.

—— **Icones ad floram Europæ**, novo fundamento instaurandam, spectantes.

Cet ouvrage se publie en 5 volumes de chacun 40 fascicules in-folio de 5 pl. gravées et coloriées avec soin et texte. Il comprendra environ 1,000 pl. Depuis le mois de novembre 1866, il paraît deux fascicules par mois. Prix de chacun.. 9 fr.

En vente les fascicules 1 à 40 formant le tome Iᵉʳ. Prix. . . . . 360 fr.
En vente les fascicules 41 à 56 (tome II). . . . . 144 fr.

Ouvrage honoré de souscriptions du ministère de l'instruction publique.

KLEINHANS (R.). Iconographie des mousses. Paris, 1872. 1 vol. in-folio cartonné en toile, avec 50 planches lithographiées représentant 270 figures et un texte explicatif.. . . . . 25 fr.

Personne n'a jamais révoqué en doute la grande importance des iconographies pour faciliter l'étude des sciences naturelles. De tout temps on a senti la nécessité d'éclairer les descriptions par le secours des planches qui semblent mettre les échantillons même sous les yeux, et qui aident si puissamment à la détermination des plantes. Il nous a semblé qu'une iconographie où les caractères distinctifs des mousses seraient figurés avec une précision remarquable, ne dépassant pas les limites d'un prix raisonnable, serait accueillie avec faveur par les botanistes, et en particulier par ceux qui s'occupent de l'étude si attrayante des mousses.

Il n'existait, en effet, avant la publication du livre que nous annonçons, que des iconographies d'un prix inabordable pour la plupart des amateurs.

NOUVEAUX ELÉMENTS D'HISTOIRE NATURELLE, à l'usage des lycées, des candidats au baccalauréat ès sciences, etc., par M. E. LAMBERT. 3 vol. in-18 avec 440 gravures dans le texte. . . . . 7 fr. 50

—— **Géologie.** 2ᵉ édition. Paris, 1867. 1 vol. in-18 de 240 pages, avec 242 gravures dans le texte. . . . . 2 fr. 50

—— **Botanique.** 2ᵉ édit. Paris, 1870. 1 vol. in-18 avec 202 gravures dans le texte. . . . . 2 fr. 50

—— **Zoologie.** 2ᵉ édition. Paris, 1872. 1 vol. in-8 avec 100 grav. dans le texte. . . . . 2 fr. 50

Nous avons fait précéder chacun des trois volumes de l'histoire abrégée de la science qu'il traite. N'est-il pas naturel, en effet, en étudiant une science, de chercher à connaître son origine, ses progrès ou le développement de l'esprit humain ? Nous pensons que l'on nous saura gré de cette innovation.

Plus de six cents figures enrichissent ces trois volumes, imprimés sur beau papier; nous n'avons rien négligé pour que l'exécution matérielle soit irréprochable.

PAYER (J.-B.), membre de l'Institut. **Botanique cryptogamique,** ou histoire naturelle des familles de plantes inférieures. 2ᵉ édition, revue et augmentée de notes par BAILLON, professeur de botanique à la Faculté de médec. de Paris. Paris, 1868. 1 v. gr. in-8, avec 1110 fig. dans le texte. 15 fr.

Avant la publication du livre que nous annonçons, on était fort embarrassé pour commencer l'étude de la cryptogamie. On trouvait bien quelques mémoires sur les algues, les champignons, les mousses, les lichens, etc.; mais comment supposer qu'un élève puisse lire avec fruit ces différents travaux, les apprécier, en extraire ce qu'il lui est utile de savoir et laisser le reste de côté, en un mot n'attacher à chaque chose que son importance réelle dans l'ensemble des découvertes de la science? comment ne pas craindre qu'il ne s'égare au milieu de ces détails dans lesquels se complaît parfois l'auteur d'un mémoire spécial, et que, découragé dès l'abord, il n'abandonne pour toujours l'étude d'une science cependant si attrayante? Non, il faut un guide à tout homme qui entre dans une voie nouvelle; il lui faut un ouvrage qui recueille toutes ces richesses scientifiques disséminées dans tous ces mémoires et les coordonne de façon à faire ressortir tout ce qui est saillant : tel est le but que l'auteur de la *Botanique cryptogamique* s'était proposé. Disons tout de suite qu'il l'a complétement atteint. Le suffrage du public lui a répondu, et son livre est devenu classique. Épuisé au bout de quelques années, il était devenu fort rare et se vendait très-cher dans les ventes publiques.

M. Baillon, professeur de botanique à la Faculté de médecine de Paris, a bien voulu se charger de répondre au vœu du public, en publiant une nouvelle édition augmentée de notes, et mise au courant des progrès de la science. Plus de onze cents figures, intercalées dans le texte, en facilitent l'intelligence.

RICHARD (Achille) et MARTINS (Charles). Nouveaux Éléments de botanique contenant l'organographie, l'anatomie et la physiologie végétales, les caractères de toutes les familles naturelles, par ACHILLE RICHARD, 10ᵉ édit., augmentée de notes additionnelles par CHARLES MARTINS, professeur de botanique à la Faculté de médecine de Montpellier, directeur du Jardin des plantes de la même ville, correspondant de l'Institut de France et de l'Académie de médecine de Paris; et pour la partie cryptogamique, par J. de SEYNES, professeur agrégé à la Faculté de médecine de Paris. Paris, 1870. 1 vol. petit in-8 avec 500 fig. dans le texte. . .   6 fr.

Peu d'ouvrages classiques ont eu la fortune des *Éléments de botanique* de Richard, mais la fortune en ce cas n'a pas été aveugle; et la faveur dont jouit ce livre dans les générations d'étudiants qui se succèdent depuis trente ans se justifie par l'ingéniosité de sa méthode, la lucidité de son exposition et l'attrait de son style. Aucun écrivain n'a exposé la botanique avec cette simplicité qui caractérisait son enseignement oral.

Le lecteur s'assurera en parcourant ce livre de l'importance des additions dont le professeur Martins a enrichi cette édition nouvelle. Il s'est évidemment proposé de remplacer Richard; et ce but, il l'a complétement atteint. Parmi les articles additionnels, nous indiquerons les méats intercellulaires, les vaisseaux du latex, la structure du bois, la respiration végétale, la formation de l'embryon, la parthénogénèse, la fécondation entre espèces différentes et la géographie botanique. En ce qui concerne les familles, le professeur Martins, laissant intacte cette partie de l'ouvrage de Richard, s'est contenté d'y ajouter la liste des familles rangées suivant la méthode de de Candolle. Il justifie cette addition par l'extrême facilité que cette classification offre aux commençants. La partie cryptogamique a été complétement remaniée.

Cette dernière édition, avec les compléments dont l'ont enrichie les professeurs Martins et de Seynes est le tableau extrêmement fidèle de l'état de la science botanique.

SACHS (J.), professeur à l'université de Wurzbourg. **Traité de botanique.** Traduit de l'allemand sur la 3ᵉ édition par VAN TIEGHEM, maître de conférences de botanique à l'École normale. Paris, 1873. 1 vol. grand in-8 avec 500 figures dans le texte. (*Sous presse.*)

SCHACHT (H). Le microscope et son application spéciale à l'étude de l'anatomie végétale, traduit de l'allemand sur la troisième édition, par Dalimler. Paris, 1865. 1 vol. in-8 avec 110 fig. dans le texte et 2 pl.   8 fr.

SERINGE (N.-C.). Description, culture et taille des mûriers, leurs espèces et leurs variétés. Paris, 1853. 1 vol. in-8 et atlas in-4 de 26 pl. . . . . 8 fr.

STENFORT (F.). Les plantes de la mer. Paris, 1872. 1 vol. in-8, cartonné, de 25 planches avec 50 plantes disposées en bouquets variés, suivi d'une instruction pour l'application des plantes de la mer.   12 fr.

TRIANA (J.). Nouvelles études sur les quinquinas, accompagnées de fac-simile des dessins de la *Quinologie* de Mutis, suivies de remarques sur la valeur des quinquinas. Paris, 1872. 1 vol. grand in-folio cartonné de 80 pages avec 31 planches. . . . .   70 fr.

VAN TIEGHEM (Th.), maître de conférence de botanique à l'École normale. **Recherches sur la structure du pistil et sur l'anatomie comparée de la fleur.** Paris, 1871. 2 vol. in-4 avec 16 planches doubles gravées. . . . .   20 fr.

Ouvrage qui a obtenu le grand prix Bordin, décerné en 1868 par l'Institut de France.

WALPERS (G. G.). Repertorium botanices systematicæ.
Lipsiæ, 1842-1848. 6 vol. in-8 . . . . 140 fr.
—— **Annales botanices systematicæ,** Synopsis plantarum phanero-
gamicarum novarum omnium (continuation de Walpers par Karl Müller).
Lipsiæ, 1848-1871. 7 vol. in-8. . . . . 208 fr.

ZOOLOGIE

**BAILLON (H.). Programme du cours d'histoire naturelle
médicale,** professé à la Faculté de médecine de Paris. Ire partie. **Zoo-
logie médicale.** Paris, 1868. 1 vol. in-18 de 72 pages.. . . . 1 fr. 25
CHAPUIS (F.). Le pigeon voyageur belge. Verviers, 1865. 1 vol.
in-18 . . . . 2 fr.
—— **De son instinct d'orientation** et des moyens de le perfectionner.
Verviers, 1868. In-8 de 42 p. . . . . 1 fr.
COMTE (Achille). Introduction à toutes les zoologies. Paris, 1835.
In-4 avec 150 fig. dans le texte. (2 fr. 50). . . . . 75 c.
DUPUY (D.). Histoire des mollusques terrestres et d'eau douce qui
vivent en France. Paris, 1848-1851. 6 fascicules in-4° avec 56 pl. 60 fr.
**GROGNOT. Mollusques testacés fluviaux et terrestres du
département de Saône-et-Loire, etc.** Autun, 1863. In-8 de 22 p.
et tableaux (1.50). . . . . 75 c.
LEFÈVRE. De la chasse et de la préparation des papillons.
Paris, 1863. In-8 avec pl. . . . . 1 fr. 25
LEMAIRE. De la chasse et de la préparation des oiseaux.
Paris, 1863. In-8 avec pl. . . . . 1 fr. 25
LUCAS (H.), aide-naturaliste au Muséum d'histoire naturelle. **Histoire
naturelle des lépidoptères d'Europe,** suivie des instructions sur
la chasse, la préparation, la conservation des papillons, et sur la manière
de choisir et d'élever les chenilles. 2e édition revue et mise au courant de
la science. Paris, 1864. 1 beau vol. grand in-8, cartonné en toile anglaise,
non rogné, avec 80 planches coloriées représentant plus de 400 sujets.   25 fr.
— LE MÊME OUVRAGE, demi-rel. chagrin, non rogné. . . . . 50 fr.
*Dans cette 2e édition, la classification ayant été mise au courant de la science, nous
avons changé la lettre et les légendes de toutes les planches pour les mettre en har-
monie avec le texte réimprimé et augmenté.*
—— **Histoire naturelle des lépidoptères exotiques.** Paris, 1864.
1 beau vol. gr. in-8, cartonné en toile anglaise, non rogné, avec 80 pl.
coloriées, représentant près de 400 sujets. . . . . 25 fr.
—— LE MÊME OUVRAGE, demi-rel. chagrin, non rogné. . . . . 30 fr.
Voy. PRÉVOST (Florent).
MARCHAND (Léon), professeur agrégé à l'École de pharmacie. **De la
reproduction des animaux infusoires.** Étude médico-zoologique.
Paris, 1869. In-8 de 90 p. et 2 pl. . . . . 3 fr.
NOUVEAUX ÉLÉMENTS D'HISTOIRE NATURELLE, à l'usage
des lycées, des candidats au baccalauréat ès sciences, etc., par M. E.
LAMBERT. 3 vol. in-18 avec 440 gr. dans le texte. . . . . 7 fr. 50
—— **Géologie.** 2e édition. Paris, 1867. 1 v. in-18 de 240 p. avec 142 grav.
dans le texte.
—— **Botanique.** 2e édit. Paris, 1870. 1 v. in-18 avec 202 grav. dans le texte.
—— **Zoologie.** 2e édit. Paris, 1872. 1 vol. in-8 avec 100 grav. dans le texte.
Chaque volume se vend séparément. . . . . 2 fr 50
*Ces Nouveaux Éléments d'histoire naturelle ont été rédigés dans le but d'offrir aux
jeunes gens un cours clair et méthodique, pouvant leur servir de préparation immé-
diate aux examens du baccalauréat ès sciences et aux écoles du gouvernement.*

Plus de six cents figures enrichissent ces trois volumes, qui sont imprimés sur beau papier; c'est assez dire que nous n'avons rien négligé pour que l'exécution matérielle soit irréprochable.

Nous avons fait précéder chacun des trois volumes de l'histoire abrégée de la science qu'il traite. N'est-il pas naturel, en effet, en étudiant une science, de chercher à connaître son origine, ses progrès ou le développement de l'esprit humain? Nous pensons que l'on nous saura gré de cette innovation.

OMALIUS D'HALLOY. Des races humaines, ou Éléments d'ethnographie. 5ᵉ édition, augmentée d'une Classification des connaissances humaines et d'une Notice sur l'espèce. Paris, 1869. 1 vol. in-8 de 151 pages avec planches col. 3 fr.

PRÉVOST (Florent), aide-naturaliste de zoologie au Muséum d'histoire naturelle, et **C. LEMAIRE,** docteur en médecine. **Histoire naturelle des oiseaux d'Europe.** Paris, 1864. 1 beau vol. gr. in-8, cartonné en toile anglaise, non rogné, avec 80 planches gravées en taille-douce et coloriées avec soin, représentant 200 sujets. . . . . . . 25 fr.

—— Le même ouvrage, demi-reliure chagrin, non rogné. . . . . . 30 fr.

—— **Histoire naturelle des oiseaux exotiques.** Paris, 1864. 1 beau vol. gr. in-8, cartonné en toile anglaise, avec 80 pl. gr. en taille-douce et col. avec soin, représentant 200 sujets. . . . . 25 fr.

—— Le même ouvrage, demi-reliure chagrin, non rogné. . . . . . . 30 fr,

Il n'est rien de plus attrayant, pour les personnes qui ont le goût de l'histoire naturelle, que l'étude des oiseaux et des papillons. Les quatre volumes que nous annonçons (H. Lucas, Florent Prévost et Lemaire) se recommandent aux gens du monde par la netteté des descriptions et la clarté du classement des espèces. Les noms des auteurs sont en outre une garantie de leur valeur scientifique. Le coloris des planches, gravées en taille-douce avec le plus grand soin, a été exécuté d'après les aquarelles des voyageurs et des artistes les plus distingués.

Un traité pour l'empaillage et la chasse des oiseaux, ainsi que pour la préparation et la conservation des papillons et des insectes, accompagne chaque traité.

Voy. Lucas.

PRÉVOST (F.). Des animaux d'appartements et de jardins : oiseaux, poissons, chiens, chats. 2ᵉ édition revue et corrigée. Paris, 1872. 1 vol. in-32 de 192 pages, avec 46 gr. dans le texte. . . . . . . 1 fr. »

La Société protectrice des animaux a décerné à ce volume une mention honorable.

PETIT DE LA SAUSSAYE. Catalogue des mollusques testacés des mers d'Europe. Paris, 1869. 1 vol. grand in-8. . . . 7 fr. 50

—— **Instruction sur la recherche des coquillages.** Paris, 1871. In-8 de 16 pages. . . . . 75 c.

—— **Notice à l'usage des personnes qui s'occupent de la recherche des coquilles.** Paris, 1858. In-8 de 11 pages. . . 60 c.

—— **et G. de LORIÈRE. Instruction sur la recherche des coquilles fossiles.** Paris, 1872. In-8 de 16 pages. . . . . . . 75 c.

SAPPEY (Ch.-C.), professeur d'anatomie à la Faculté de médecine de Paris. **Recherches sur l'appareil respiratoire des oiseaux.** Paris, 1847. 1 vol. in-4 de 100 pages avec 4 planches. (9). . . . 1 fr. 50

SICHEL. Études hyménoptérologiques. 1ᵉʳ fascicule, avec 2 pl. coloriées. . . . . 5 fr.

—— **et SAUSSURE (H. de). Catalogus specierum generis scolia** (sensu latiori), continens specierum diagnoses, descriptiones synonymiamque, etc. Paris, 1864, 1 vol. in 8, avec 2 planches coloriées. . 8 fr.

—— **Considérations pratiques** sur la fixation des limites entre l'espèce et la variété. 1868. In-8 de 25 p. . . . . 1 fr. 50

WOODWARD, ancien aide paléontologiste au British Museum. **Manuel de conchyliologie ou histoire naturelle des mollusques vivants et fossiles,** augmenté d'un appendice, par Ralph Tate, traduit de l'anglais sur la 2ᵉ édition, par Aloïs Humbert. Paris. 1870. 1 vol. petit in-8 cartonné en toile anglaise, non rogné, de 670 pages, avec 25 planches contenant 579 figures et 297 gravures dans le texte. . . . . 14 fr.

Il n'existait jusqu'à présent, en France, pour ceux qui se livrent à l'étude des mollusques, que des compilations sans aucune valeur scientifique. Il manquait un livre offrant les garanties que peuvent seules donner des études spéciales.

Le *Manuel de conchyliologie* de Woodward était considéré par tous les malacologistes comme un petit chef-d'œuvre en son genre. MM. les professeurs Deshayes, Gervais, Gratiolet, etc., le recommandaient à tous ceux de leurs élèves qui lisaient l'anglais.

Nous avons pensé bien faire en offrant au public une édition française de cet excellent ouvrage.

AGRICULTURE — HORTICULTURE — ÉCONOMIE RURALE
ART VÉTÉRINAIRE

ACTES du congrès de vignerons et de pomologistes. 1 vol. in-8 de 500 p. . . . . 2 fr.

BERNARD (M.) Guide des vendeurs et des acheteurs d'animaux domestiques. 3ᵉ édition. In-18. . . . . 1 fr.

BRUNO (E.-J.). Manuel d'agriculture, par demandes et par réponses, à l'usage des écoles primaires et des propriétaires ruraux. 5ᵉ édition. Paris, 1844. In-32 de 108 pages. . . . . 40 c.

CHARREL (J.). Traité des magnaneries. Paris, 1848. 1 vol. in-8 avec 9 pl. noires et coloriées. . . . . 5 fr.

CLÉMENT. Manuel forestier. 1 vol. in-18. . . . . 30 c.

COURTOIS-GÉRARD. De la culture des fleurs dans les petits jardins, sur les fenêtres et dans les appartements. Paris, 1872. 5ᵉ édition. 1 vol. in-32 de 192 pages, avec 15 gravures. . . . . 1 fr.

La Société centrale d'horticulture a décerné une médaille à cet ouvrage.

—— **De la culture maraîchère** dans les petits jardins, publié sous le patronage de la Société impériale et centrale d'horticulture. Paris, 1872. 5ᵉ édition. 1 vol in-32 de 192 p., avec 15 grav. . . . . 1 fr.

La Société impériale et centrale d'horticulture a décerné une médaille de vermeil à cet ouvrage, et il a été honoré d'une souscription du ministre de l'agriculture.

DUPUITS DE MACONEX. Guide du propriétaire de vignes. Paris, 1850. In-8 de 140 p. . . . . 1 fr. 50

GROGNIER. Cours de zoologie vétérinaire. In-8. . . . . . 3 fr.

INSTRUMENTS D'AGRICULTURE (Les) à l'Exposition universelle de Londres. 1 vol. in-18. . . . . 55 c.

KOLTZ (J.-P.-J.), agent des eaux et forêts. **Traitement du chêne** en taillis à écorces. 1859. 1 vol. in-18, avec 30 gravures. . . . . . 75 c.

LADREY, professeur à la Faculté des sciences de Dijon. **Art de faire le vin.** 3ᵉ édition. Paris, 1871. 1 vol. in-18. . . . . 3 fr. 50

SOMMAIRE DES CHAPITRES DE LA TABLE DES MATIÈRES

I. Considération générale sur la fermentation.— II. Fermentation alcoolique.— III. Fermentation du moût de raisin. — IV. Etude des substances produites pendant la fermentation. — V. Préparation du vin, division et classification des opérations. — VI. Vendange, récolte et triage du raisin. — VII. Foulage et égrappage. — VIII. Disposition des cuves pendant la fermentation. — IX. Implification du matériel des cuviers. — X. Hygiène des cuveries. — XI. Etat actuel de la chimie du vin. — XII. Durée du curage. Foulage, décuvage, pressurage. — XIII. Mise en tonneau, remplissage. — XIV. Soutirage. — XV. Collage. — XVI. Soufrage. — XVII. Mise en bouteilles.— XVIII. Manière de servir le vin. — XIX. Vinification. — XX. Modifications apportées à la marche de la vinification dans certaines conditions particulières. — XXI. Maladies des vins. — XXII. Amélioration des vins.

LADREY, professeur à la Faculté des sciences de Dijon. **Chimie appliquée à la viticulture, à l'œnologie et à l'histoire naturelle.** 2ᵉ édition très-augmentée. Paris, 1872. (*Sous presse.*)

——— **La Cave.** Almanach œnologique. 1ʳᵉ année 1871. In-32 de 160 p.   75 c.

LAFOSSE, professeur de pathologie à l'École vétérinaire de Toulouse. **Traité de pathologie vétérinaire.** Paris, 1858-68. 2ᵉ édition. 3 vol. in-8 en quatre parties.. . . . . 32 fr.

LAUJOULET, professeur d'arboriculture. **Taille et culture des arbres fruitiers.** Paris, 1865. 1 vol. in-18 avec pl.. . . . . 4 fr.

——— **Taille et culture de la vigne.** Conduite perfectionnée du vignoble et de la treille, à l'usage des écoles normales primaires, des écoles communales, des instituteurs, propriétaires et vignerons. Paris, 1866. 1 vol. in-18 avec figures dans le texte. . . . . 2 fr. 50

MARÈS (H.), membre correspondant de l'Institut. **Manuel pour le soufrage des vignes malades.** Emploi du soufre, ses effets. 3ᵉ édition, avec figures, augmentée d'un chapitre sur les soufres. Montpellier, 1857. In-18. . . . . 1 fr.

PASTEUR (L.), membre de l'Institut. **Études sur le vin.** (Voir p. 17.)

PEERS (Baron E.). De la culture perfectionnée du froment, traduit de l'anglais sur la 14ᵉ édition. 1856. 1 vol. in-18. . . . . 40 c.

RAREY (J.). Traité sur l'art de dompter, dresser les chevaux et les taureaux vicieux et méchants. Paris, 1859. In-18 avec nombreuses gravures.. . . . . 5 fr.

REY (A.), professeur de jurisprudence, de clinique et de maréchalerie à l'École impériale vétérinaire de Lyon. **Traité de jurisprudence vétérinaire,** contenant la législation sur les vices rédhibitoires et la garantie dans les ventes d'animaux domestiques, suivi d'un **Traité de médecine légale** sur les blessures et les accidents qui peuvent survenir en chemin de fer. Paris, 1865. 1 vol. in-8 de 600 p. . . . . . 7 fr. 50

——— **Traité de maréchalerie vétérinaire,** comprenant l'étude de la ferrure du cheval et des autres animaux domestiques, sous le rapport des défauts d'aplomb, des défectuosités et des maladies du pied. 2ᵉ édition, augmentée. Paris, 1865. 1 vol. in-8, avec 174 fig. dans le texte.. . 9 fr.

SAINT-CYR, professeur à l'École vétérinaire de Lyon. **Recherches anatomiques, physiologiques et cliniques, sur la pleurésie du cheval.** Paris, 1860. 1 vol. in-12. . . . . 2 fr. 50

STENFORT (F.), ancien sous-directeur de l'École normale primaire de Rennes, ancien notaire. **Des conditions des baux ruraux.** Entretiens entre un propriétaire et son fermier sur la pratique de l'agriculture. Lectures à l'usage des écoles primaires rurales et des écoles normales. Paris, 1869. 1 vol. in-18 avec 24 gravures dans le texte. . . . 1 fr. 25

TABLEAU de l'art vétérinaire, contenant la description du cheval et autres animaux domestiques, leurs perfections, leurs défauts, leurs maladies et leur traitement. 1 feuille avec 25 gravures. . . . . 1 fr. 25

TISSERANT (E.), professeur à l'École vétérinaire de Lyon. **Guide des propriétaires et des cultivateurs** dans le choix, l'entretien et la multiplication des vaches laitières. 2ᵉ édition. Paris, 1861. 1 vol. in-12, avec gravures.. . . . . 3 fr 50

VAN DEN BROEK (Victor). Catéchisme agricole. Notions très-élémentaires des sciences naturelles considérées dans leurs rapports avec l'agriculture; ouvrage spécialement destiné aux écoles rurales. 1855. 1 vol. in-18.. . . . . 75 c

ARTS INDUSTRIELS — LITTÉRATURE SCIENTIFIQUE

BERNARD (C.). Tables pour le tracé des courbes de tous les rayons. Nantua, 1850. In-18 de 24 p. et tableau. . . . . 75 c.

BONNET. Influence des lettres et des sciences sur l'éducation. Lyon, 1855. In-8 de 52 p. . . . . 1 fr.

—— **De l'oisiveté de la jeunesse dans les classes riches.** Lyon, 1858. In-8 de 48 pages. . . . . 1 fr.

DOLLFUS-AUSSET, manufacturier à Mulhouse, ancien préparateur de M. Chevreul. **Matériaux pour la coloration des étoffes.** Paris, 1865. 2 vol. grand in-8. . . . . 20 fr.

DUMOUTIER (N.) L'art de travailler les pierres précieuses, à l'usage de l'horlogerie et de l'optique. Paris, 1843. In-8 de 54 p. 2 fr.

HARTSEN (Docteur F. A.). Principes de logique exposés d'après une méthode nouvelle. Ouvrage suivi d'un traité sur les principes de l'esthétique. Paris, 1872. 1 vol. in-8 de III-156 pages . . . . 3 fr.

HUBERT (Dr). Esprit et matière. Réponse à M. le docteur Büchner. Paris, 1871. 1 vol. in-8 de 260 p. . . . . 5 fr.

GANTILLON (C.-E.). Traité complet sur la fabrication des étoffes de soie. Paris, 1859. 1 vol. in-4 (10). . . . . 6 fr.

GIRARD (Jules). La chambre noire et le microscope. Photomicrographie pratique. 2e édition. Paris, 1870. 1 vol. in-18 de 228 pages avec 80 figures dans le texte. . . . . 3 fr. 50

—— **La photographie appliquée aux études géographique.** Paris, 1871. In-18 de 90 p. avec fig. dans le texte. . . . . 1 fr. 50

LA PORTE (Dr de). Hygiène de la table. Paris, 1870. 1 vol. gr. in-8° de 528 pages. . . . . 6 fr.

LOUP (M.). Solution du problème de la locomotion aérienne. Paris, 1853. In-18 avec 24 figures. . . . . 1 fr. 50

PARVILLE (Henri de). Découvertes et inventions modernes. Poudre à tirer. — Pyrotechnie. — Machines à vapeur. — Bateaux à vapeur. — Chemins de fer. — Télégraphie électrique. Paris, 1866. 1 vol. in-18 avec 160 gravures dans le texte. . . . . 4 fr. 50

—— **Causeries scientifiques,** découvertes et inventions, progrès de la science et de l'industrie. Première année 1861. 1 vol. in-18 avec 22 gravures dans le texte. . . . . 3 fr. 50

Télégraphie transatlantique.— Les eaux de Paris.— Construction du nouvel Opéra.— Eclairage et ventilation des théâtres. — Moteur Lenoir. — Gaz Chandor. — Concile de juin 1861.— Fabrication industrielle de la glace.— Câble sous-marin de la Méditerranée.— Recherches de M. Fremy sur l'acier.— Puits artésien de Passy.— Canot inchavirable de M. Mouë. — Analyse spectrale.— Travaux de MM. Bunsen et Kirchhoff. — Construction du pont de Kehl.—Chauffage des wagons, etc., etc.

—— **Deuxième année,** 1862. 1 vol. in-18 avec 50 gravures et un spectre solaire colorié.

Ce volume ne se vend qu'avec la collection des six années des Causeries. 30 fr.

Structure de la terre. — Photographie microscopique. — Vaisseaux cuirassés. — La lune rousse. — Chemin de fer hydraulique glissant. — Nœud vital. — Exposition de Londres.— Analyse spectrale.— Le stéréoscope.—Dernières études de M. Fremy. — Les aciers français —Le mal de mer. — Tunnel des Alpes.—Vitesse de la lumière. — Les comètes de 1862. — Pierres précieuses artificielles, etc., etc.

—— **Troisième année**, 1863. 1 vol. in-18 jésus, avec 38 grav.   3 fr. 50

Alimentation publique.—Physique attrayante.— Les spectres.— Fantasmagorie.— L'homme fossile.— Transmission électrique des sons.— Les comètes de 1863.—Photo-sculpture.—Panté-légraphe Caselli.— Agrandissements photographiques.—Succédanés du coton. — L'aérothé-rapie. — Piqûres de mouche.— Direction des ballons.— Aéro-nef.— Ballons chemins de fer.— Nouveaux procédés de gravure Dulos. — Eclairage. — Les huiles de pétrole. — Production artificielle des perles fines. — Au bord de la mer. — Marées. — Mascaret. — Prédiction du temps, etc., etc.

—— **Quatrième année**, 1864. 1 vol. in-18 jésus avec 34 grav.   3 fr. 50

Science et poésie. — Histoire d'une goutte d'eau. — Transfusion du sang. —La dialyse à propos du procès La Pommerais. — Mouches à feu. — Chemin de fer laminoir. — Trains de plaisir aériens.—La vérité sur l'aviation et le plus lourd que l'air. — Association scientifique.—Bateau plongeur. — L'électricité chirurgien. — La grippe. — Jecture des nerfs. — Transformation de l'homme. — Machine à faire les cartes de visite. — Sommeil léthargique. — Inhalation de l'oxy-gène. — Serre-frein électrique Achard. — Virus vaccin. — Discussion sur les générations spon-tanées. — Enseignement libre. — Physiologie végétale. — Conférences de la Sorbonne. —Loco-motive électro-magnétique.— Montage hydraulique des matériaux de construction. — Les eaux de Marly et de Versailles, etc.

—— **Cinquième année**, 1865. 1 vol. in-18 jésus avec 22 grav.   3 fr. 50

Dans le soleil. — Les merveilles du monde végétal. — La lumière au magnésium. —Poissons Tyndall. — Le rhume de cerveau. —Nouvelle machine électrique de Holz. — — L'absinthe. — Le choléra en 1865. — Discussions académiques. — Bateaux. — Chars. — Chemins de fer du mont Cenis. — Le nitro-glycérine. — Poudre à canon explosive ou inexplosive à volonté. — Pluralité des mondes. — A travers l'espace. — Le gaz aux pommes. — Les mines d'or et d'argent de la Californie. — Conservation des vins. — Plongeur Rouquayrol. — Maladie des vers à soie. — Bouées électriques. — Photographies vitrifiées. — Les bains. — Assainissement de l'air. — Ovariotomie. — Hygiène, etc., etc.

—— **Sixième année**, 1866. 1 vol. in-18 jésus avec 47 grav.   3 fr. 50

Le câble transatlantique. — L'éruption de Santorin. — Les fusils à aiguille. — Les trichines. — Le palais de l'Exposition universelle. — Les étoiles périodiques. — Conférences sous le pa-tronage de l'Impératrice. — Tremblement de terre. — La gaieté en bouteilles. — Rupture des essieux de chemins de fer. — Pluie d'étoiles filantes. — Sur le ballast. — L'invasion des sau-terelles. — Un nouveau monde. — La pieuvre. — Curiosités de l'année. — Nivellement sans in-struments. — Plus d'aveugles. — Les nouveau-nés. — Antiseptique végétal. — Maladie des vers à soie. — Les phares électriques. — Nouvelles substances explosibles, etc., etc.

PASSOT (Ph). **Leçons d'un instituteur,** pour disposer les enfants aux bons traitements envers les animaux. Paris, 1862. 1 vol. in-32 de 192 pages. . . . . 1 fr.

REULEAUX, directeur de l'Académie industrielle de Berlin. **Le con-structeur.** Formules, règles, calculs, tracés de machines, renseigne-ments usuels, aide mémoire des ingénieurs, constructeurs, architectes, etc. Traduit de l'allemand sur la 3e édition par MM. Debize et Mérijot, ingé-nieurs des manufactures de l'Etat. Paris, 1873. 1 vol. in-8 de 700 pages avec 715 figures dans le texte, tableaux, etc. . . . . 20 fr.

ROCAMIR DE LA TORRE. Observations sur le coloris, le dessin et les beaux airs des têtes que l'on remarque dans les tableaux des peintres célèbres. 1855. In-8 de 100 pages. . . . . 1 fr. 50

ROLLET (T.), ancien élève de l'École des mines. **Cours élémentaire et pratique du chauffage,** de l'entretien et de la conduite des chau-dières à vapeur, fixes, locomobiles, locomotives et de bateaux à vapeur. Paris, 1857. 1 vol. in-4 avec planches. . . . . 8 fr.

SERAINE (L.). Les préceptes du mariage, suivis d'un essai sur l'idéal de l'amour, du mariage et de la famille. 4e édition. 1 volume in-32 de 192 pages. . . . . 1 fr.

Petit ouvrage plein de charme et de la plus haute moralité. Il devrait se trouver dans toutes les corbeilles de mariage.

WALKOFF (L.), fabricant de sucre à Kiew. **Traité complet de fabri-cation et raffinage du sucre de betteraves,** à l'usage des fabri-cants de sucre, directeurs de sucrerie, contre-maîtres, mécaniciens, ingénieurs, constructeurs d'appareils pour sucrerie, cultivateurs, chimistes, etc. 4ᵉ édition originale française, publiée sur la 3ᵉ édition allemande, par les soins de M. Ménijot, ancien élève de l'École polytechnique, ingénieur des manufactures de l'État. Paris 1870, 2 vol. in-8, avec 200 grav. dans le texte . . . . 30 fr.

Le peu d'ouvrages publiés sur le sucre de betteraves en France remonte déjà à une date éloignée et, malgré des qualités réelles, n'est plus à la hauteur d'une industrie sans cesse en progrès. Quelques autres ouvrages, écrits à des points de vue spéciaux, ne fournissent au fabricant que des données insuffisantes sur les questions du travail journalier de l'usine.

Pour quiconque s'est occupé de l'industrie du sucre, le nom seul de l'auteur est un sûr garant de la valeur de son œuvre. L'ouvrage de M. Walkhoff est considéré, en Allemagne, comme le traité le plus complet et le plus autorisé publié sur la fabrication. Trois éditions ont été épuisées en quelques années, et bien que la dernière ne date que de deux ans, une nouvelle édition est devenue nécessaire.

WOUSSEN, fabricant de sucre à Houdain. **De l'analyse des sucres.** 1871. Broch. in-8 de 43 p. 1 fr. 25

PUBLICATIONS PÉRIODIQUES

ADANSONIA. Recueil périodique d'observations botaniques, rédigé par H. Baillon, professeur d'histoire naturelle à la Faculté de médecine de Paris, publié mensuellement par livraisons gr. in-8 avec planches gravées.

Prix de l'abonnement au tome X. . . . . 15 fr. »

Prix des IX volumes publiés. . . . . 135 fr. »

BULLETIN DE LA SOCIÉTÉ GÉOLOGIQUE DE FRANCE.

Première série, 14 volumes in-8, avec planches. — Deuxième série, 28 vol. in-8, avec planches. Les deux séries. (1260). . . . . 700 fr.

L'année 1872 correspond au tome XXIX. Prix de l'abonnement. . 30 fr.

BULLETIN DE LA SOCIÉTÉ PHILOMATHIQUE DE PARIS.

Se publie par cahiers trimestriels in-8, depuis le mois de mai 1864.

Prix de l'abonnement. 5 fr.

Prix de la collection des 7 volumes publiés. . . . . 35 fr.

JOURNAL DE CONCHYLIOLOGIE, comprenant l'étude des mollusques vivants et fossiles, publié trimestriellement sous la direction de MM. Crosse et P. Fischer. Prix de l'abonnement pour la France. . . . . . . 16 fr.

Pour l'étranger. . . . . 18 fr.

Pour les pays d'outre-mer. . . . . 20 fr.

Prix de la collection, 19 vol. in-8, avec pl. noires et coloriées. 268 fr.

MÉMOIRES DE LA SOCIÉTÉ GÉOLOGIQUE DE FRANCE.

Première série. 5 vol. en 10 parties, in-4, avec planches. . . 125 fr. »

Deuxième série. 9 vol. en 20 parties, in-4, avec planches. . . 276 fr. 50

PARIS. — IMP. SIMON RAÇON ET COMP., RUE D'ERFURTH, 1.

BIBLIOTHÈQUE

BOLLEY (P.), professeur de chimie industrielle à Zurich. **Manuel pratique d'essais et de recherches chimiques appliquées aux arts et à l'industrie.** Guide pour la détermination de la valeur des substances naturelles ou artificielles employées dans les arts, l'industrie, etc., traduit de l'allemand sur la 3e édition par le Docteur L. Gautier. 1 vol. in-18 de 700 pages, avec 98 figures dans le texte. 7 fr. 50

Ce livre intéresse toutes les personnes qui sont dans le cas d'avoir à faire des essais de matière première ou de produits manufacturés. Trois éditions attestent éloquemment l'accueil dont il a été l'objet. — T. Allemand.

FRESENIUS (Remigius), professeur de chimie à l'Université de Wiesbaden. **Traité d'analyse chimique qualitative,** des opérations chimiques, des réactifs et de leur action sur les corps les plus répandus, essais au chalumeau, analyse des eaux potables, des eaux minérales, du sol, des engrais, etc. Recherches chimico-légales, analyse spectrale, traduit de l'allemand sur la 13e édition, par Forthomme, professeur de chimie à la Faculté des sciences de Nancy. Paris, 1871. 1 vol. grand in-18, avec figures dans le texte, et un spectre solaire colorié... 6 fr.

Je regarde ce précieux ouvrage comme très utile pour l'enseignement dans les diverses Facultés, pour les médecins et les pharmaciens; je recommande ce livre à tous, étudiants et chimistes, même à ceux qui possèdent déjà les traités plus complets d'analyse. — J. Liebig.

— **Traité d'analyse chimique quantitative.** Traité du dosage et de la séparation des corps simples et composés les plus usités en pharmacie, dans les arts et en agriculture, analyse par les liqueurs titrées, analyse des eaux minérales, des cendres végétales, des sols, des engrais, des minérais métalliques, des fontes, dosage des sucres, alcalimétrie, chlorométrie, etc., traduit sur la 5e édition allemande, par M. Forthomme, professeur de chimie à la Faculté des sciences de Nancy. Paris, 1873. 1 vol. petit in-8 de 1,000 pages, avec 250 figures dans le texte.. 19 fr.

FREY (H.), professeur à l'Université de Zurich. **Traité d'histologie et d'histochimie,** traduit de l'allemand sur la troisième édition, par le Docteur P. Spillmann, avec des notes et un appendice sur la spectroscopie du sang, par M. Ranvier, préparateur des cours de médecine expérimentale au Collège de France. Paris, 1871. 1 fort vol. in-8, avec 550 gravures dans le texte... 16 fr.

— **Le microscope manuel à l'usage des étudiants,** traduit de l'allemand sur la troisième édition, par le Dr P. Spillmann. 1 vol. in-18 avec 62 figures dans le texte et une note sur l'emploi des objectifs à correction et à immersion.. 4 fr.

HARDY (E.) préparateur de pharmacologie à la Faculté de médecine de Paris. **Principes de chimie biologique.** Paris, 1871. 1 vol. in-18 jésus de 500 pages, avec figures dans le texte et une pl. chromolithographiée.... 7 fr.

NAQUET (A.), professeur agrégé à la Faculté de médecine de Paris. **Précis de chimie légale.** Guide pour la recherche des poisons, l'examen des armes à feu, l'analyse des cendres, l'altération des écritures, des monnaies, des alliages, des denrées et la détermination des taches dans les expertises chimico-légales, à l'usage des médecins, pharmaciens, chimistes, experts, avocats, etc. Paris, 1873. 1 vol. in-18, avec figures dans le texte................. 3 fr. 50

— **Principes de chimie** fondée sur les théories modernes. 2e édition, revue et considérablement augmentée. Paris, 1867. 2 vol in-18, de 1,100 pages avec fig. dans le texte.. 10 fr.

Une première édition épuisée en dix-huit mois, des traductions en anglais, en allemand témoigne de l'opportunité du livre de M. Naquet et de leur faveur avec laquelle il a été accueilli.

— **Cours de chimie pratique,** d'après les théories modernes, à l'usage des médecins, pharmaciens, étudiants en médecine et en pharmacie, chimistes, par W. Odling, traduit de l'anglais sur la 3e édition, par A. Naquet. Paris, 1869. 1 vol. in-18 avec 71 fig. dans le texte.................................... 4 fr. 50

WAGNER (Ernest), professeur à l'Université de Leipzig. **Nouveaux éléments de pathologie générale,** traduit de l'allemand sur la 4e édit., par les docteurs Mahaux et Delstanche. Paris, 1872. 1 vol. grand in-8 de 650 pages.. 9 fr.

La pathologie générale puise aux mêmes sources que la médecine clinique: elle s'appuie sur l'anatomie et la physiologie, la physique et la chimie pathologiques, principalement sur la chimie, l'expérimentation et l'anatomie pathologique. Ce sont là les bases sur lesquelles s'appuie le docteur E. Wagner dans son ouvrage.

WUNDT (W.), professeur à l'Université d'Heidelberg. **Nouveaux éléments de physiologie humaine,** traduits de l'allemand sur la dernière édition et augmentées de notes par le docteur A. Bouchard. Paris, 1872. 1 vol. grand in-8 de 650 pages avec 150 figures dans le texte...................... 14 fr.

Paris. A. Parent, imprimeur de la Faculté de Médecine, rue M. le Prince, 31